Dr.田宮 & Dr.村川の心電図ディスカッション

深読みしない

田宮栄治
社会医療法人社団順江会江東病院 副院長, 循環器内科部長

村川裕二
帝京大学医学部附属溝口病院 第4内科・中央検査部教授

序

心電図は循環器診療の入り口。
2011年に出版した『捨てる心電図 拾う心電図』では，ありふれた心電図について，治療を急ぐのか，のんびりしていていいのか二人でディスカッションしました。
ご好評に感謝。

そして，第二弾──
『深読みしない Dr.田宮＆Dr.村川の心電図ディスカッション』をお送りします。
基本的な＜心電図の読み方・診断・治療＞を解説しました。
議論している中で生じた疑問点は，ガイドラインや論文で調べました。
ぜんぶ本当のストーリー。
＜本音＞や＜雑談＞も，＜よくわからないと悩んだこと＞もそのまま。
「現場で役立つ知識」だけでなく，「心電図を楽しむヒント」も載っています。

私たちは30年前に同じ病院で働き，心カテも一緒に行った仲間です。長い年月を経て『捨てる心電図 拾う心電図』の本づくりで再会しました。
幸運な経験。
そして，もう1冊。
欲張りですね。

この本も，皆さんにも楽しんで頂けると嬉しいです。

　2016年師走

田宮栄治，村川裕二

目次

CASE 01 正常心電図
症状なく，心電図と心エコーに異常を認めなかった2枝閉塞例 ………………………… 2

CASE 02 下壁のSTEMI
高度のST上昇を認めた下壁のSTEMI ………………………………………………………… 6

CASE 03 下壁のSTEMI
対側誘導におけるST低下のほうが顕著であった下壁のSTEMI ………………………… 11

CASE 04 前壁中隔のSTEMI
高度のST上昇を認めた前壁中隔STEMI …………………………………………………… 16

CASE 05 前壁中隔のNSTEMI
重症3枝病変であったT波軽度陰転のみのNSTEMI ……………………………………… 20

CASE 06 PSVT
ATPの急速静注にて15連のVT後，洞調律に戻ったPSVT ……………………………… 24

CASE 07 PSVT
著明なST低下により，冠動脈疾患の合併が示唆されたPSVT ………………………… 29

CASE 08 通常型AFL
ベラパミルとピルシカイニドを使用した頻拍性通常型AFL …………………………… 34

CASE 09 洞頻拍
運動時に胸痛を訴えた小児の洞頻拍 ………………………………………………………… 38

CASE 10 高齢者のAF
ワルファリン使用中の高齢者のAF ………………………………………………………… 42

CASE 11 PAF
洞調律に戻る際，やや長い休止を生じた頻拍性のPAF ………………………………… 45

CASE 12 CAVB
心拍数が保たれ，休止もない房室接合部補充調律が続くCAVB ………………………… 49

CASE 13 CAVB
心室補充調律が続くCAVB …………………………………………………………………… 53

CASE 14	**CAVB** 約8秒間補充調律が出なかった発作性CAVB ································· 57
CASE 15	**高度AVB** 間欠性の二束ブロックに合併 ··· 61
CASE 16	**Ⅱ度AVB** 中年以降のWenckebach型Ⅱ度AVB ·· 65
CASE 17	**間欠性AVB** QRS脱落前のPR時間がほんの少し延びただけの間欠性Wenckebach型AVB ········· 68
CASE 18	**PR短縮** 壮年男性に偶然見つかったPR短縮 ·· 72
CASE 19	**ジギタリス中毒** 典型的なシナリオ通りに生じたジギタリス中毒 ································· 75
CASE 20	**急性心膜心筋炎** NSAIDで5日後にCRPが陰性化した急性心膜心筋炎 ··························· 80
CASE 21	**高カリウム血症** 高カリウム血症に徐脈＋テントT＋P波平低化を示した慢性腎不全 ············· 86
CASE 22	**高T波と非特異的ST-T変化**　"T波の上に指を乗せてもチクチク痛くない" 高T波と中年以降の女性に多い非特異的ST-T変化 ····························· 91
CASE 23	**高度の低P波** 将来的にSSS発症が懸念される高度の低P波 ····································· 95
CASE 24	**低カリウム血症によるQT延長** torsades de pointesを生じなかった高度の低カリウム血症によるQT延長 ······· 98
CASE 25	**心拍数上昇でST低下** ダブルマスタでST低下が少し遷延した重症3枝病変 ··························· 102
CASE 26	**心拍数上昇で高度のST低下**　もともと軽度のST-T変化があり, 心拍数上昇時に高度のST低下を認めた0枝病変 ································ 106
CASE 27	**甲状腺機能低下症** ホルモン補充療法により心膜液が消失した3枝病変の甲状腺機能低下症 ········· 110
CASE 28	**ホルターで高度SSS** 12誘導心電図は異常ないが，ホルターで明らかなSSSを認めためまい症例 ········ 115

CASE 29	抗不整脈薬の副作用
	軽度腎機能低下のPAFにピルシカイニドを使用した4日後，急に生じたwide QRS…119

CASE 30	CRBBB
	高齢者にみられたCRBBB…123

CASE 31	CLBBB
	STEMIと間違えやすい波形を呈した96歳のCLBBB…126

CASE 32	wide QRS
	植え込み後かなりのwide QRSを呈したDDDペースメーカ…129

CASE 33	ペースメーカ不全　遠隔モニタリングがない時代に，ペースメーカの異常に
	患者が気付き，事なきを得たリード断線…132

CASE 34	左室壁在血栓
	左室瘤に合併した巨大血栓…136

CASE 35	肺高血圧症
	V_1–V_4にQS波を認めた著明な肺高血圧症…140

CASE 36	急性肺血栓塞栓症
	肺動脈血栓内膜摘除術を依頼した高度の急性肺血栓塞栓症…144

CASE 37	肺性P
	心電図で予想された通りの肺疾患と体型であった肺性P…147

CASE 38	ST-T変化を伴わない高電位差
	ST-T変化を伴わない高電位差は左室肥大とはいえない…150

CASE 39	APH
	高電位差で胸部左側誘導にて巨大陰性T波を認めれば，APH…153

CASE 40	高血圧性心疾患
	クリニカルシナリオ以外の治療によりほぼ正常化した高血圧性心疾患…157

CASE 41	Brugada型心電図
	年に1～2回のホルターで経過観察が行われていたBrugada型心電図…162

CASE 42	OMIに合併したVT
	EFが著明に低下し，心不全とVT，VFによる失神を起こしたOMI…165

提示した症例は，細部まで実話ですが，プライバシーに配慮して再構成してあります。

略語一覧

AF	atrial fibrillation	心房細動
AFL	atrial flutter	心房粗動
AMI	acute myocardial infarction	急性心筋梗塞
APH	apical hypertrophic cardiomyopathy	心尖部肥大型心筋症
ASD	atrial septal defect	心房中隔欠損症
AVB	atrioventricular block	房室ブロック
CABG	coronary artery bypass grafting	冠動脈バイパス術
CAVB	complete atrioventricular block	完全房室ブロック
CLBBB	complete left bundle branch block	完全左脚ブロック
CPVT	catecholaminergic polymorphic ventricular tachycardia	カテコラミン誘発多形性心室頻拍
CRBBB	complete right bundle branch block	完全右脚ブロック
CRT-D	cardiac resynchronization therapy defibrillator	両室ペーシング機能付き植え込み型除細動器
CSNRT	corrected sinus node recovery time	修正洞結節回復時間
CTO	chronic total occlusion	慢性完全閉塞
DCM	dilated cardiomyopathy	拡張型心筋症
D-HCM	dilated phase hypertrophic cardiomyopathy	拡張相肥大型心筋症
DOAC	direct oral anticoagulant	直接作用型経口抗凝固薬
EPS	electrophysiological study	電気生理学的検査
HCM	hypertrophic cardiomyopathy	肥大型心筋症
IABP	intra-aortic balloon pumping	大動脈内バルーンパンピング
ICD	implantable cardioverter defibrillator	植え込み型除細動器
IRBBB	incomplete right bundle branch block	不完全右脚ブロック
NPPV	non-invasive positive pressure ventilation	非侵襲的陽圧換気療法
NSAID	non-steroidal anti-inflammatory drug	非ステロイド性抗炎症薬
NSTEMI	non-ST elevation myocardial infarction	非ST上昇型心筋梗塞
OMI	old myocardial infarction	陳旧性心筋梗塞
PAF	paroxysmal atrial fibrillation	発作性心房細動
PCI	percutaneous coronary intervention	経皮的冠動脈インターベンション
PSVT	paroxysmal supraventricular tachycardia	発作性上室頻拍
PVC	premature ventricular contraction	心室性期外収縮
SSS	sick sinus syndrome	洞不全症候群
STEMI	ST elevation myocardial infarction	ST上昇型心筋梗塞
UAP	unstable angina pectoris	不安定狭心症
VF	ventricular fibrillation	心室細動
VT	ventricular tachycardia	心室頻拍

CASE 01 正常心電図

症状なく，心電図と心エコーに異常を認めなかった2枝閉塞例

患者プロフィール

77歳，男性

主訴	なし
現病歴	高血圧症，2型糖尿病，脂質異常症でフォロー

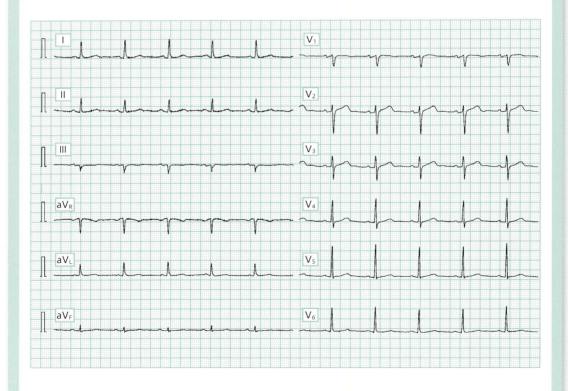

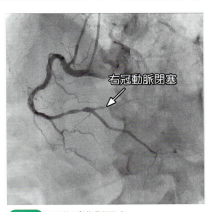 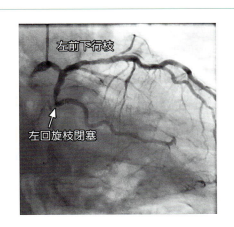

図1 冠動脈造影写真

田 ▶ 心エコーはEF 74%で，左室壁運動異常はありませんでした．心カテを行うと左主幹部が狭く，右冠動脈と左回旋枝が途中で閉塞していました（図1）．図ではよくみえませんが，末梢は他枝より十分な側副血行路を認めました．症状なく，正常心電図，正常心エコーでもこういうことがあるため，ご紹介させて頂きました．

村 ▶ この患者さんは，心電図からみるとまったく正常ということですね．壁運動の異常もない．側副血行路が完璧にできていたわけですか．

田 ▶ そうですね．

村 ▶ この方はこのあとどうしましたか．

田 ▶ 冠動脈バイパス術（coronary artery bypass grafting：CABG）をお願いしました．経皮的冠動脈インターベンション（percutaneous coronary intervention：PCI）を行う施設もあるかと思います．

村 ▶ 側副血行路の信頼性が少ないと判断したからCABGを行ったわけですよね．
このようなケースで，先生が「側副血行路は信頼性があるから，CABGやPCIをやらなくてもよい」と思うようなケースもありえますか．

田 ▶ 一般的に側副血行路は毛細血管なので，運動時に虚血が起こる可能性があります．ですから，基本的にはCABGかPCIを行います．

村 ▶ それは，たとえば運動負荷だけではなくて，シンチとか何かで虚血を確認してからやるのが本来の形ですか．

田▶ そうですね。本来ならば虚血を証明してからCABGかまたはPCIを行うべきです。しかし，最近は主に血管だけをみて行いますね。

村▶ 一般的にもそうですか。

田▶ 大体そんな感じだと思います。

村▶ うちもそうなのですが，シンチは面倒臭いので。

田▶ そうですよね。怒られてしまうかもしれませんが，正直いってシンチはあてにならないことがありますよね。
もともと心筋の厚さが不均一であったり，多枝病変では読みがむずかしくなるようです。

村▶ でも，それは人前でいえないのではないですか？

田▶ ではオフレコということで。

村▶ あっ，でもこれは書いちゃいましょう。

田▶ 教科書的には，虚血の非侵襲的検査として，運動負荷心筋シンチが一番鋭敏なんですよね。

村▶ けれども，一般的にはこうやっているということですね。ところで慢性完全閉塞（chronic total occlusion：CTO）のPCIはむずかしいですか。

田▶ う～ん，どうでしょうか。やってみないと難易度はわからないかと思います。

村▶ では，CTOでやりやすい，やりにくいというのはどのようにして決めるのでしょうか？

田▶ おそらく，閉塞している冠動脈の長さが短ければ簡単です。しかし，長いとかなり大変です。また，閉塞した期間が長いと硬くなり大変です。

村▶ 閉塞している部位と，その先にある反対側の側副血行路から造影される末梢の冠動脈との距離が長いかどうかですね。

田▶ そういうことです。

村▶ 長いとやらないわけですか？

田▶ 長くても最近はやっています。トンネルを掘るのですが，ワイヤーとかいろいろなPCIのデバイスが発達してきて，成功率が高くなっています。もちろん上手な術者がやることが必要条件です。トンネルは順行性に掘る場合と，逆行性に掘る場合があります。

村 CTOは，いまは再開通をねらうというのが一般的なのですね。

ギモン

■ CTO後の予後。

調べたこと

▶ CTOに対するPCI成功群と不成功群との比較で，成功群は95％が無症候であったのに対し，不成功群では半数以上が何らかの狭心症症状を訴えていた。しかし，全死亡と心筋梗塞の発生率では両者に有意差がなかった[1]。

● 文献
1) Lee PH. et al：Successful recanalization of native coronary chronic total occlusion is not associated with improved long-term survival. JACC Cardiovasc Interv. 2016；9(6)：530-8.

本例への対応

CABGを行った。

本例で学ぶべきこと

CTOのPCI適応基準に明確なものはない。本邦ではPCIが熟練した施設でも順行性アプローチでの成功率は80％に達していないらしい。
2枝閉塞であっても，心電図や心エコーには異常が出ず，症状もないケースがある。CTOがあっても症状がなく心電図にも出ないケースとは，側副血行路が発達した症例である。ただし，本症例には行っていないが，運動負荷を行えばSTが下がるはずである。

CASE 02 下壁のSTEMI

高度のST上昇を認めた下壁のSTEMI

患者プロフィール

83歳，女性

主訴　意識障害
現病歴　発作性心房細動（paroxysmal atrial fibrillation：PAF）と脂質異常症でフォロー

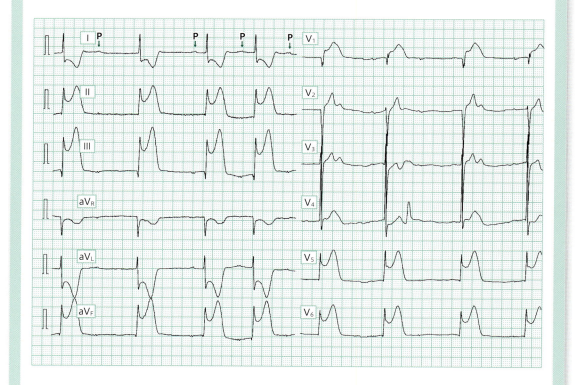

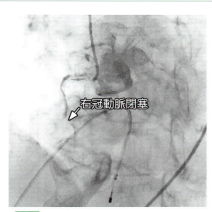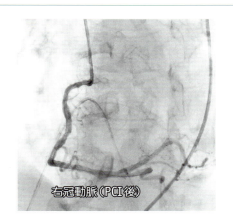

図1　冠動脈造影写真

田▶ 当院の他科を受診したときに突然，意識障害を生じました。
レベルは，JCS Ⅱ-30，血圧53/27mmHg，脈拍数43回/分でした。完全房室ブロック（complete atrioventricular block：CAVB）を伴う下壁のST上昇型心筋梗塞（ST elevation myocardial infarction：STEMI）のため，すぐに体外式ペーシングと心カテを行いました。その結果，右冠動脈#2で閉塞（図1）していたため，血栓吸引後に薬剤溶出性ステント（Xience Alpine® 3.25×18mm）を留置するとTIMI 3が得られました。CKmaxは1,468 U/Lでした。

村▶ これはP波とQRSが乖離していますが，CAVBかどうかはわからないですよね。

田▶ う～ん。

村▶ ということは，高度房室ブロックですかね。

田▶ う～ん（意外な診断に，ただうなり声で答えるのみ）。そうかもしれませんけど，これがCAVBではないという理由を教えて頂けませんか？

村▶ RR間隔が一定でないので，心室興奮の周期が完全に独立しているか判断できません。一部の心房興奮が心室に達している可能性があります。

田▶ なるほど。

村▶ でも，高度房室ブロックかCAVBが起きたのは，右の下壁の虚血による迷走神経の活動の亢進によるものだと思います。

田▶ このブロックは，房室結節に血流がなくなったことが原因だと思いますけど。房室結節はほ

とんど右冠動脈の房室結節枝より養われています。

村▶ そうですね。でも，教科書には書いていませんね。
下壁の迷走神経活動の亢進と両方があって，それのスタディが行われているようです。つまり，虚血できたのと，迷走神経刺激できたのと両方あって，硫酸アトロピンで戻るのと戻らないのがあると。

田▶ そうすると，下壁梗塞に合併するCAVBの原因は，血流がすべてではないということになりますね。

村▶ はい。迷走神経活動の亢進のほうが多い場合，虚血が続いている間に硫酸アトロピンを静注すると戻ります。硫酸アトロピンで戻るのもあるし，戻らないのもあるから，どちらが多いのかは調べてみたほうがよさそうですね。

田▶ 了解しました。

村▶ ところが，これに関してあまり文献がないのです。経皮的冠動脈インターベンション（percutaneous coronary intervention：PCI）で虚血が解除されたらブロックは治りましたか？

田▶ 再灌流後，いつの間にか洞調律に戻りました。

村▶ どちらのメカニズムでも虚血が解除されたあとに速やかに戻るはずですよね。

田▶ 再灌流後，すぐにブロックが消えたかどうかはわかりません。なにしろ，高度の徐拍のため，緊急ペーシングを行ったまま，必死でPCIを行いました。再灌流後すぐにブロックが消えるか否かをみるためには，PCI中にペーシングを切らないとわかりません。

村▶ 少なくとも解除したあとですよね。

田▶ そうですね。

村▶ ではこの場合，文献は少ないですが硫酸アトロピンで戻したとか，分けたスタディがあります。臨床的にはあまり役に立たないかもしれませんが。
この方の解除をする前に，先生が硫酸アトロピンを静注していればどちらであったか，わかったわけですね。

田▶ そうでしたね。

村▶ そんなことをやる人はいないですけど。

田▶ 大変勉強になりました。確認なのですが，CAVBであれば，補充調律は必ず規則正しいのでしょうか？

村▶ はい。必ず規則正しいことから，CAVBであるということを知ることができます。だからこの心電図はそうであるか，そうでないかを知ることができないわけです。
ですが，先生がモニタをご覧になっていて，これ以外の場所でR-Rが一定のところがかなりあるなというように，観察したらわかるけれど，この心電図からはわからないということですね。

田▶ わかりました。それともう1つ。この症例は非常にSTが上がっていますよね。この上がり具合と心筋傷害は関係ありますか？

村▶ いや，普通の虚血でもこれは何ともいえません。

田▶ STが高度に上がれば，広範囲の虚血とはいえないですか？ では，なぜこんなに上がるのですか。

村▶ この方は痩せているのではないですか。

田▶ 普通体型でした。

村▶ では，STが上がっているほうがたとえばCKが高いとか，そういう文献があるかどうかをみるべきなのでしょうね。

田▶ 調べてみます。

村▶ というのは，#1が閉塞してしまったら，どうせ#1の灌流域しか虚血はないですよね。ST上昇がCKと関与しているかという文献を調べて，なかったらないでいいのでは。いまの先生の発想は心電図屋さんも思いつかなかったです。

田▶ そうですか。私は心電図屋さんではないので。

村▶ 虚血のプロだから，先生がそういう疑問を持たれたのではないですかね。

田▶ それにしても，これだけすごいST上昇は滅多にないですね。

村▶ 先生の感じた「このSTすごいな，このSTの上昇の程度が虚血の障害の程度を反映しているのかな」はどうやってみればいいのか。梗塞サイズを定量的に知ることは，CKでしかみられないですよね。ではCKと相関しているのか，そういう研究はあるかということを宿題にさせて下さい。

ギモン

■ ST上昇の程度が心筋障害の程度を反映しているのか，またCKと相関しているのか，そのような研究はあるのか。

調べたこと

▶ 下壁には豊富に迷走神経が分布しており，梗塞により迷走神経が興奮し，低血圧，徐脈，洞徐脈，洞停止や房室ブロックを起こす（Bezold-Jarisch反射）。
▶ 下壁梗塞でV_5，V_6のSTが2mm以上上昇すれば，広範囲の下壁梗塞である[1]。
▶ 下壁梗塞に合併するCAVBは再灌流により速やかに洞調律に復することが多い[2]。
▶ ST上昇の程度と梗塞サイズの関係の文献は，調べた限りではなかった。

● 文献
1) Assali AR, et al: Comparison of patients with inferior wall acute myocardial infarction with versus without ST-segment elevation in leads V5 and V6. Am J Cardiol. 1998;81(1):81-3.
2) Kimura K, et al: Comparison of results of early reperfusion in patients with inferior wall acute myocardial infarction with and without complete atrioventricular block. Am J Cardiol. 1999;84(16):731-3.

本例への対応
緊急体外式ペーシングと心カテを行ったところ，右冠動脈＃2の閉塞を確認。血栓吸引後に薬剤溶出性ステントを留置した。

本例で学ぶべきこと
下壁梗塞に合併する房室ブロックには虚血によるものと，迷走神経亢進（Bezold-Jarisch反射）によるものがある。虚血が原因であれば再灌流後，すぐに洞調律に戻る。迷走神経亢進によるものであれば，PCI前に硫酸アトロピンを静注すれば戻る。

CASE 03 下壁のSTEMI

対側誘導におけるST低下のほうが
顕著であった下壁のSTEMI

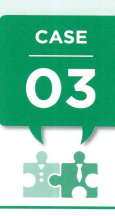

患者プロフィール

60歳，女性

主訴　　胸痛，失神
現病歴　胃潰瘍でフォロー中，胸痛が出現した

【来院時】

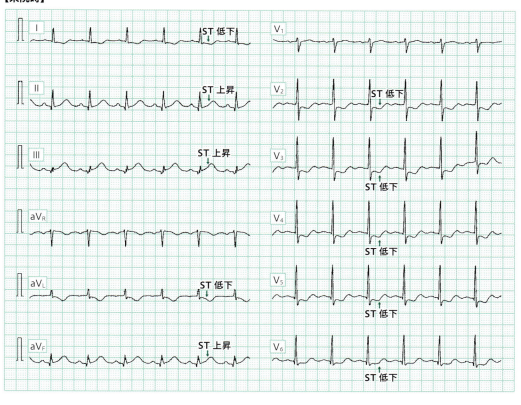

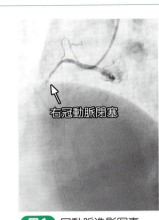
右冠動脈閉塞

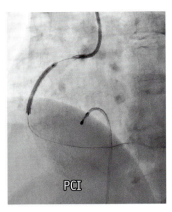
PCI

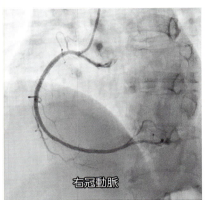
右冠動脈

図1 冠動脈造影写真

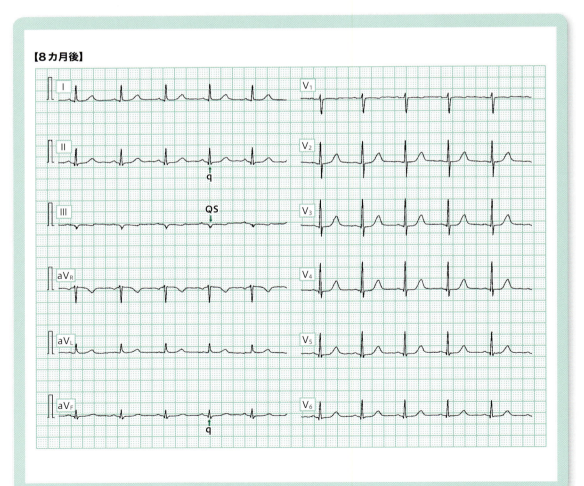

【8カ月後】

田 この患者さんは，胸痛が続いたために近医を受診しました。そこで1回失神しましたが，心電図で心筋梗塞の疑いがあるため，当院に搬送されました。完全房室ブロック（complete atrioventricular block：CAVB）を伴わない下壁のST上昇型心筋梗塞（ST elevation myocardial infarction：STEMI）と考え，すぐに心カテを行いました。**CASE 02**（6頁）と同じように，右冠動脈の根元で閉塞していましたが，すぐに経皮的冠動脈インターベンション（percutaneous coronary intervention：PCI）を行うと，TIMI 3が得られました（図1）。PCI直後，再灌流障害である致死性不整脈は出現しませんでした。CKmaxは1,118U/Lでした。

8カ月後，ⅢのQSとⅡとaV$_F$のわずかなq波のみに改善しました。この症例は，心電図の読みが少しむずかしかったです。下壁のSTEMIですが，Ⅱ，Ⅲ，aV$_F$の上昇はあまり目立たず，対側誘導である胸部誘導のST低下のほうが目立っていました。

村 結果をみてみると，常にSTが上昇している誘導と低下している誘導があれば，STが上昇しているところがprimaryな変化ですよね。そのように習っているので，特に戻った心電図がありますから，このST上昇下壁梗塞が貫壁性であるというのがわかります。ですから，先生のcoronaryは，合理的な辻褄が合う所見ではないですか。

先生がこの心電図をみたメッセージとしては，ST上昇が本当は優位であるけれども，目につかなくて，ST低下のほうが顕著で目につくような急性心筋梗塞（acute myocardial infarction：AMI）もあるという意味ですね。うっかりすると気がつかないかもしれないですね。

田 STEMIの心電図としては，ちょっと変ですよね。そもそも対側誘導におけるST低下というのは，病変部のST上昇を反対側の誘導からみると鏡面像のように下がってみえるということですね。よって普通は上昇のほうが目立つはずです。なぜ反対側からみたほうが大きくみえるのか不思議です。

村 胸部誘導のほうが心臓の近くに電極を貼りつけているからではないでしょうか？　下壁誘導は四肢でとるから，心臓から遠いところからのぞいているわけですよね。ですから，近くからのぞきこんだSTの低下が大きくなっているのは，その心電図の誘導が心臓をみる距離感を表しているのではないですか。

田 たしかに，四肢誘導と胸部誘導のvoltageを比べると，通常は四肢誘導のほうが小さいですね。つまり，同じ心臓をみているのに胸部誘導からみたほうが大きくみえますね。胸部誘導のST低下が目立った理由がわかりました。

村 だから先生がびっくりしてしまったわけですね。いろいろなケースがあるものですね。けれども，先ほどの**CASE 02**は，対側のaV$_L$はとても下がっているではないですか。

田▶ 同じ下壁梗塞なのに，CASE 02の胸部誘導ではSTが下がっていないですね。

村▶ のぞきこむ位置が違うのですかね。下壁梗塞の領域がV_5，V_6に反映しない場所だったのですね。なぜですかね。aV_Lだと下がっている。胸壁だとあまり下がらない。
それでCASE 02は，V_5，V_6まではその前のほうが広いのではないですか。むずかしいから，ちょっとこれはあまり深入りしないでおきましょう。

田▶ いずれにしても，ST上昇とST低下があったら，ST上昇の誘導におけるAMIは鉄則ですね。

村▶ ST低下のみは，一般的にはSTEMIではなく心内膜下梗塞という話になっていましたよね。しかし，その中にST上昇のところを見落としているだけということはありうるわけですよね。

田▶ 極端な症例では，病変部の誘導でST上昇がなく，対側誘導のST低下のみが認められるSTEMIもあるそうですよ。

村▶ 右冠動脈のAMIなのに，Ⅱ，Ⅲ，aV_FではST上昇が軽微である，認めないというのは，どういう意味を持つかというのを調べてみたらどうでしょう。

田▶ あと追加ですが，来院前の失神は致死性不整脈かと思います。

❓ ギモン

■ 右冠動脈のAMIであるが，Ⅱ，Ⅲ，aV_FではST上昇が軽微，もしくは認めないという病態はどういうものか。

📝 調べたこと

▶ STEMI総患者の14％以上が，発症超早期に致死性不整脈（大多数が心室細動 [ventricular fibrillation：VF]）を併発し死亡している。このVF出現率は心臓性院外心停止例の60％を占める[1]。

▶ 純後壁のAMIでは，背側部誘導だけにQ波，ST上昇やT波変化を認める場合があるため，通常の誘導ではSTが上昇せず，後壁のST上昇の対側性変化としてV_1-V_4のST低下のみを認めることがある。この場合，背側部誘導（V_7-V_9）の記録が診断に有用である[2]。

▶ ST上昇が高度な例や，PCI施行前の責任冠動脈血流がTIMI 0では，再灌流に伴い致死性不整脈が出現しやすい[3]。

▶ STEMI発症後の再灌流障害に対するリドカインの予防的投与は死亡率を増加させる[4]。
▶ 右冠動脈のSTEMIでⅡ，Ⅲ，aV_FのST上昇が胸部誘導のST低下より軽微であるという文献は見つからなかった。

● 文献

1) SOS-KANTO Committee. Incidence of ventricular fibrillation in patients with out-of-hospital cardiac arrest in Japan: survey of survivors after out-of-hospital cardiac arrest in Kanto area (SOS-KANTO). Circ J. 2005; 69(10): 1157-62.
2) 日本循環器学会：ST上昇型急性心筋梗塞の診療に関するガイドライン．2013年改訂版．
3) Mehta RH, et al: Incidence of and outcomes associated with ventricular tachycardia or fibrillation in patients undergoing primary percutaneous coronary intervention. JAMA. 2009; 301(17): 1779-89.
4) MacMahon S, et al: Effects of prophylactic lidocaine in suspected acute myocardial infarction. An overview of results from the randomized, controlled trials. JAMA. 1988; 260(13): 1910-6.

本例への対応

右冠動脈の根元で閉塞していたが，PCIをすぐに行ったところ，再灌流（TIMI 3）が得られた。

本例で学ぶべきこと

ST上昇とST低下があった場合には，ST上昇の誘導におけるSTEMIが鉄則であるが，ST低下のほうが顕著なSTEMIもある。

CASE 04 前壁中隔のSTEMI

高度のST上昇を認めた前壁中隔STEMI

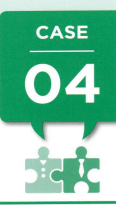

患者プロフィール

65歳，男性

主訴	胸痛
現病歴	高血圧症と脂質異常症でフォロー中，胸痛が出現した

【来院時】

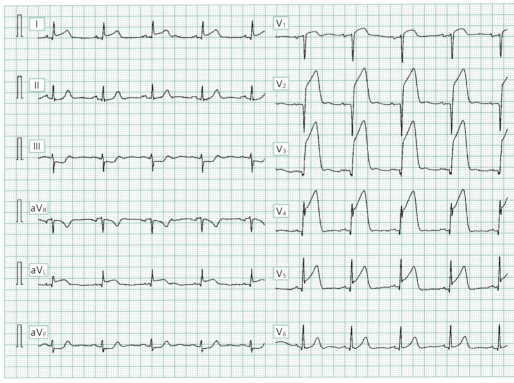

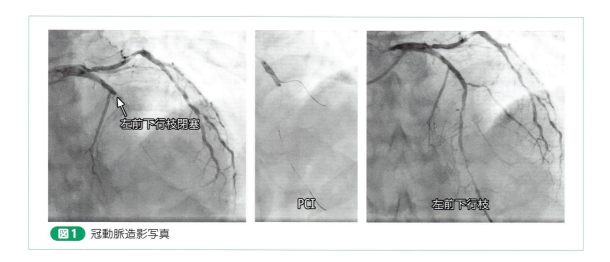

図1 冠動脈造影写真

【1年後】

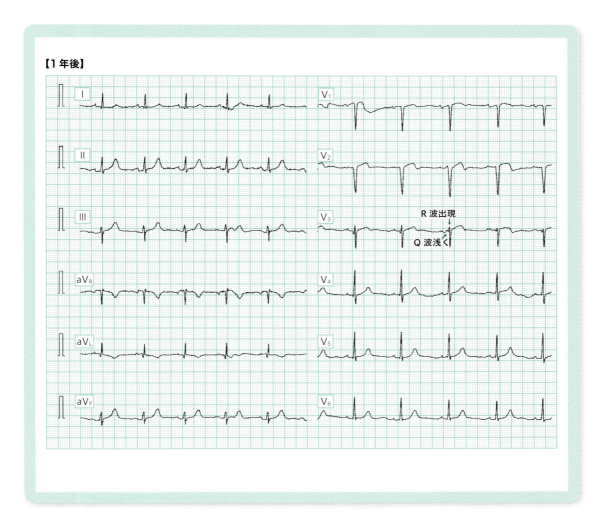

田▶ 数日前より労作時胸痛が頻発していましたが，約4時間続いたため来院しました．前壁中隔のST上昇型心筋梗塞（ST elevation myocardial infarction：STEMI）であり，すぐに心カテを行うと，左前下行枝#7が閉塞でした．血栓吸引後に薬剤溶出性ステントを留置し，TIMI 3が得られました．梗塞サイズを示唆するCKmaxは3,640U/Lで，V_1–V_3がQS波となるも，約1年後にV_3のR波がみえてきました．V_4–V_6の小さなQ波も1年後は消失していますね．

村▶ そうですね．心筋梗塞の部分がshrinkしてしまったのかもしれません．小さく線維化して，梗塞巣が小さくなったのでしょうか．

田▶ 発症直後と比べると梗塞サイズがかなり小さくなったと思います．ほかの症例でもよく同じようなことを経験しますが，経皮的冠動脈インターベンション（percutaneous coronary intervention：PCI）やスタチンを中心とした薬剤が発達した今日，梗塞後の波形として最も悪いQS波になっても数カ月後，徐々にR波が伸びて，T波も陽転します．

村▶ 昔はQSになったら，ずっとそのままかと思っていました．

田▶ はい．また，いきなり急性心筋梗塞（acute myocardial infarction：AMI）を生じるより，本症例のように数日前より胸痛があればpreconditioningといって梗塞サイズが小さくなります．

村▶ PCI後のappearance of R waveはsuccessful PCI．タイミングについて，たとえばAMIになって何時間以内にPCIをやったらR波が出るけれども，何時間を超えると出ないとか，そういうスタディもありますよね．

田▶ 梗塞サイズを小さくするためにはAMI発症後，PCIまでの時間が最も大事です．あと，この症例はこれだけSTが上昇していても，対側の下壁誘導ではあまり下がっていないですね．この原因は，一般的に胸部誘導のvoltageは大きくみえて，四肢誘導のそれは小さくみえるためという，**CASE 03**（11頁）の説明と合いますね．

村▶ そうですね．だからこそ**CASE 03**のⅡ，Ⅲ，aV_FにおけるST上昇の違和感が強いわけです．際だってⅡ，Ⅲ，aV_Fが大きいときはどういう意味があるのかというのが知りたいですね．

ギモン

■ AMI発症後，何時間以内にPCIを行えばR波が出現してくるか。

調べたこと

▶ TIMI 3達成までの遅延が78分以上では有意に梗塞サイズが大であった[1]。

● 文献

1) Watanabe K, et al：Relationship between the door-to-TIMI-3 flow time and the infarct size in patients suffering from acute myocardial infarction：analysis based on the fibrinolysis and subsequent transluminal (FAST-3) trial. Circ J. 2004；68(4)：280-5.

本例への対応

すぐに心カテを行い，血栓吸引後に薬剤溶出性ステントを留置したところTIMI 3が得られた。

本例で学ぶべきこと

STEMIでQS波になっても，タイミングよくPCIを行うことなどにより徐々にR波が伸び，T波も陽性化してくる。

CASE 05 前壁中隔のNSTEMI

重症3枝病変であった
T波軽度陰転のみのNSTEMI

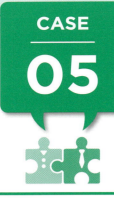

患者プロフィール

74歳，女性

主訴	胸痛
現病歴	脂質異常症でフォロー中，胸痛が出現

【2年前】

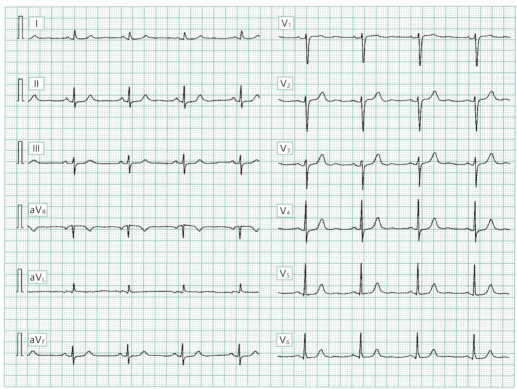

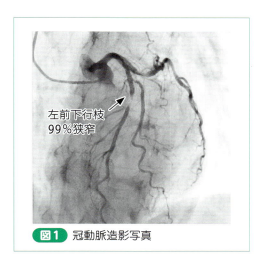

図1 冠動脈造影写真
左前下行枝 99％狭窄

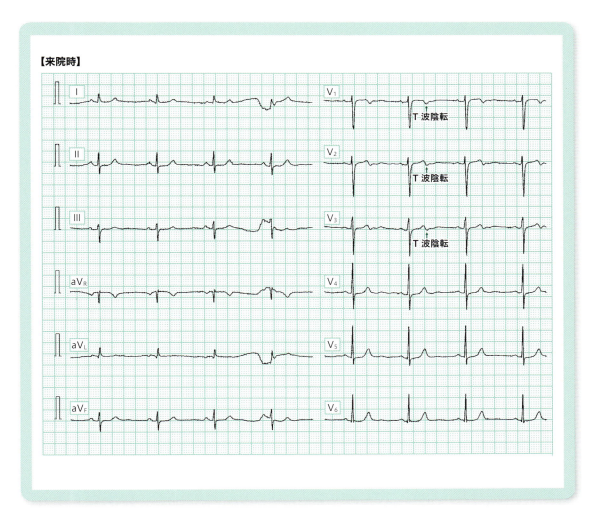

【来院時】
V₁ T波陰転
V₂ T波陰転
V₃ T波陰転

田▷ 約10分間の歩行で胸痛が生じるため，来院しました．心電図は以前と比べてV_1-V_3のT波がわずかに陰転し，非ST上昇型心筋梗塞（non-ST elevation myocardial infarction：NSTEMI）と診断しました．すぐに心カテを行うと，重症3枝病変で左前下行枝#7は造影遅延がない99％のため（図1），待機的に経皮的冠動脈インターベンション（percutaneous coronary intervention：PCI）を行いました．CKもトロポニンTも上昇せず，約12日後にT波陰転は正常化しました．

村▷ この方はNSTEMIですよね．なぜ待機的にPCIを行ったのですか．

田▷ 急性心筋梗塞（acute myocardial infarction：AMI）で緊急カテを行い，冠動脈が閉塞していれば，すぐにPCIを行い，TIMI 3を目指します．ですが，狭くてもTIMI 3であれば抗血小板薬がしっかりと効き，副作用がないことを確認後にPCIを行ったほうがベターと思います．

村▷ 緊急カテで閉塞していなければ，PCIは行ってはいけないでしょうか．

田▷ 緊急で薬剤溶出性ステントを入れる場合，抗血小板薬2剤がしっかり効いていないと，ステント血栓症を起こすことがあります．ステントと抗血小板薬2剤はセットです．ステント留置後に抗血小板薬中止でステント血栓症を起こすことがあります．稀とはいえ，副作用がないことを確認してからPCIを行ったほうがいいと思います．

村▷ それは，一般的な虚血に対する先生方の動き方として，よその施設もそうですか？ パッと開けてしまう施設もあるのではないですか？

田▷ ステントの材質が改善されてステント血栓症が激減しています．抗血小板薬の副作用も少ないので，閉塞していなくても狭ければすぐにPCIを行う施設もあるかと思います．

村▷ この方は，何日後にPCIをしたのですか．

田▷ 約2週間後に行いました．

村▷ それはガイドラインというか，文献的には何かありますか．

田▷ う～ん．

村▷ flowが少しある場合に，いまおっしゃったように待つというphilosophyがありますよね．私もそうした場合をみて，狭いのに待機的にやっているから「早くやったら」と思うことがあるんです．

田▷ いずれにしても，軽度のST-T変化の出現は，しばしばNSTEMIを示唆する大事な所見である

ということと，軽度の変化であっても重症冠動脈病変であることが多いということが重要です。はい，ではこれで。

 あれっ，話を変えられてしまいました…。

ギモン

■ 救急時のNSTEMIの患者に対し，血管が狭くてもflowがあれば待機的にPCIを行うのはなぜか。そのphilosophyとは。

調べたこと

▶ NSTEMIに対して，来院後すぐにPCIを行うべきか，または，一定の期間を置いて行ったほうがよいか，一定した見解は得られていない[1]。

● 文献
1) 日本循環器学会：非ST上昇型急性冠症候群の診療に関するガイドライン．2012年改訂版．

本例への対応
すぐに心カテを行ったが，閉塞や造影の遅延がないためPCIは待機的に行った。

本例で学ぶべきこと
軽度でもST-T変化の出現を見逃さないこと。重症冠動脈病変が隠れている可能性がある。

CASE 06 PSVT

ATPの急速静注にて15連のVT後，洞調律に戻ったPSVT

患者プロフィール

15歳，女性

主訴	動悸
現病歴	約5カ月前より時に動悸があったが，昨日より持続するため来院

【来院時】

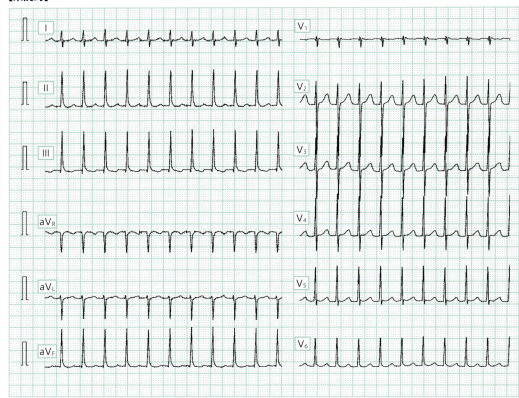

【ATP10mg急速静注約20秒後】

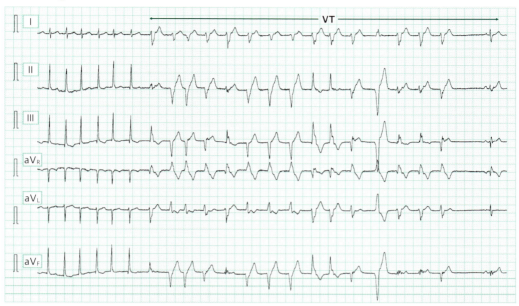

【ATP10mg急速静注5分後】

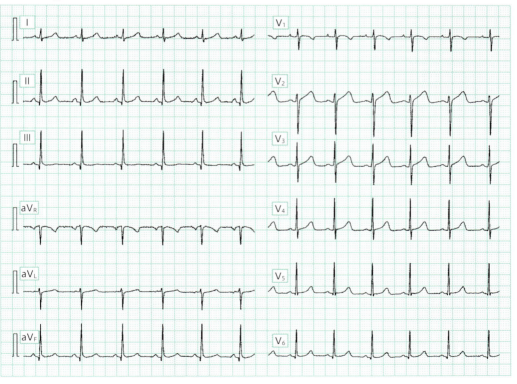

田▶ 心拍数164/分の発作性上室頻拍（paroxysmal supraventricular tachycardia：PSVT）で，ATP（アデホス®）10mgを急速静注すると15連の心室頻拍（ventricular tachycardia：VT）後に洞調律に戻りました．頻拍発作時にST低下は認められませんでした．

村▶ これは普通にあることですね．

田▶ ATPで洞調律に戻る際，しばしば変な不整脈が出ますね．ただし，ATPは数秒でアデノシンに分解され，アデノシンも半減期が1.5秒のため，刺激伝導系への影響は1分以内とされています．

村▶ なぜ心室のこういうのが出るのですか．

田▶ ちょっとわかりません．

村▶ ピョコッと出て止まるのはよくあるのですよ．

田▶ ATPを打って心室細動（ventricular fibrillation：VF）になることはありませんか．

村▶ 心房細動（atrial fibrillation：AF）になるのではないですか．

田▶ AFになるんですか？　聞いたことはありますが，経験したことはないですね．ATPは房室結節や洞結節を強く抑制しますが，心房筋の活動電位にも影響が起きるのでしょうか？

村▶ ATPを打つとAFになります．心房筋の活動電位を短くしてAFになるのですけれども，本物のVFになるというのは聞いたことがないです．
それから，ATPは喘息の人には注意します．

田▶ あと，どんな頻拍でも心臓はあまり拡張しないですね．冠動脈はほとんどが拡張期に流れるので，冠動脈に異常がなくても高度の頻拍時は冠血流障害が起きてSTが下がると思います．高度の頻拍が長時間持続した場合はCKやトロポニンTが上がることもあります．

村▶ トロポニンTが上がるというのは知らないのですが，頻拍のときのST低下は虚血ではないといわれたりするようなのです．

田▶ あれは機能的な虚血とかではないですか？

村▶ たぶん虚血ではないです．PSVTでSTが下がっている患者さんのcoronaryは，ほとんど正常です．若い方でもSTが下がりますからね．

田▶ はい．でも，それはなぜかなと思って．

（村）活動電位の生理的現象だと思っています。レート依存性のイオンチャネルなどの影響があるので。ところがおもしろいのは，同じレートの洞調律ではSTは下がらず，PSVTで下がるのです。ですから，心房興奮のタイミングや方向の影響も部分的にはあるのかと思います。
ただ，これは突っ込むと非常にむずかしいテーマになってしまうので，通り過ぎたほうがいいでしょう（笑）。

（田）頻拍時にSTが低下する機序はむずかしいということがわかりました。

（村）交感神経依存性のK電流のIKsとか，そういうものの蓄積量などの影響もあるので，非常にむずかしい議論になってしまうから，そこは遠回りしましょう。

💡 ギモン

■ PSVT時のATP静注後のoutcomeは何か。また，ATP静注後，PSVTの停止以外にみられることは何か。

📝 調べたこと

▶ PSVTに対し，ベラパミルは比較的HRが遅い発作（186/分＞HR）に，ATPは比較的速い発作（HR＞166/分）の停止に有効[1]。
▶ ATPやベラパミルは，頻拍停止時に一過性の心停止やVTを認めることがある[2]。
▶ ATPによりAFを生じることがある[3]。
▶ 高度の上室頻拍の持続でCKやトロポニンTが上昇するという学会報告が散見される。

● 文献

1) Ballo P, et al：Heart rate is a predictor of success in the treatment of adults with symptomatic paroxysmal supraventricular tachycardia. Eur Heart J. 2004；25(15)：1310-7.
2) Medvedowsky, et al：Bepridil in the treatment of supraventricular paroxysmal tachycardias. Arch Mal Coeur Vaiss. 1985；78：67-74.
3) Strickberger SA, et al：Adenosine-induced atrial arrhythmia：a prospective analysis. Ann Intern Med. 1997；127(6)：417-22.

本例への対応

ATP 10mgを急速静注した。一時VTとなったが，洞調律に戻った。

本例で学ぶべきこと

PSVT時にATPを投与すると，心房筋の活動電位が短くなりAFになることがある。また，頻拍のときのST低下は心筋虚血ではなく，活動電位の生理的現象と考えられるが，時にCKやトロポニンTが上昇することもある。

CASE 07 PSVT

著明なST低下により，冠動脈疾患の合併が示唆されたPSVT

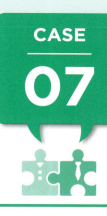

患者プロフィール

74歳，男性

主訴	動悸
現病歴	脂質異常症でフォロー中，急に動悸と息切れが出現したが，胸痛はなし

【他院時】

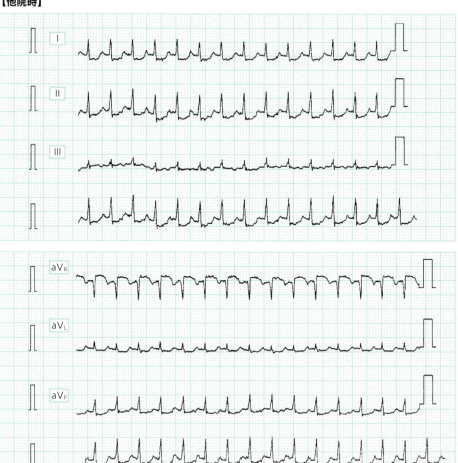

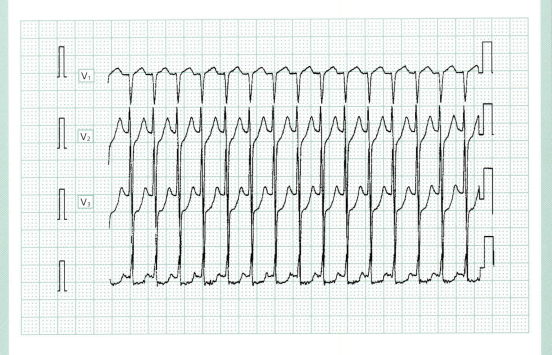
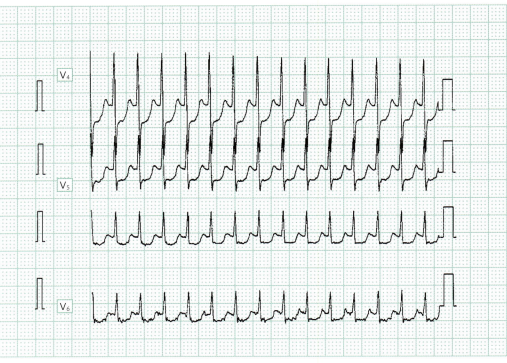

CASE 07　PSVT

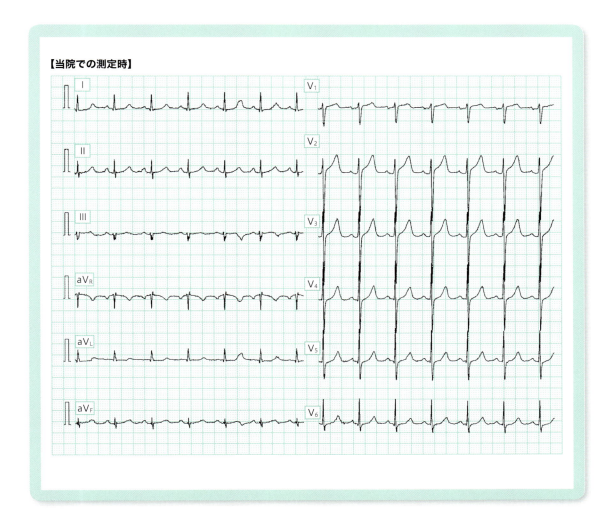

【当院での測定時】

> 🟢田　約3カ月前にもありましたが，急に動悸と息切れが出現したため，他院を受診しました．胸痛はありませんでした．心拍数192/分の発作性上室頻拍（paroxysmal supraventricular tachycardia：PSVT）で，広範囲に著明なST低下を認めました．当院に救急搬送中，自然に洞調律に戻りましたが，CKが268 U/L，高感度トロポニンTが0.097ng/mLと軽度上昇していました．かなりSTが下がっていましたので，冠動脈疾患を疑い，心カテを行うと左前下行枝#6が90％狭窄で，待機的に経皮的冠動脈インターベンション（percutaneous coronary intervention：PCI）を行いました．

> 🟢村　こういう方はあまり診たことがないのですが，これだけSTが下がっているのであれば，気になりますよね．それに，年齢や基礎疾患にもともとリスクのある方なので．でも，本当はこのST低下が虚血かどうかもよくわかりません．ただ，場所は合っています．#6ですから辻

褄は合いますね。ですから，PSVTのときのST低下でcoronaryの病変が見つかったケースということでいいと思います。

これもPSVTのST低下とcoronaryで調べれば，1つくらい文献が見つかるのではないでしょうか。

たとえば駅前を歩いている80歳のおじいさんをカテ室に連れてきてカテをやると，coronaryの病変がある人はたくさんいますよね。ですから，"駅前を歩いている"というだけの理由で抽出した高齢者にカテをやったらどのくらい出るかと（笑）。

㊐ きっと，たくさんおられますよね。

㊋ 1割はいますよね。リスクファクターを何も考えないで。

㊐ 私は長年，心臓のCTをやっていますが，80歳以上ですと，心カテで異常がなくてもほぼ全例に冠動脈石灰化を認めます。

㊋ 冠動脈石灰化の診断的意義に関する研究はたくさんあるではないですか。それだけで狭窄かどうかはまったくわからない症例がありますよね。先生は冠動脈の石灰化がある人はどうしていますか？

㊐ CTの冠動脈石灰化は年齢が高い場合，冠動脈疾患の予測にあてにならないので，石灰化だけでは心カテを行いません。

㊋ 冠動脈の石灰化はどこから生じますか？

㊐ 通常は内膜から石灰化します。

㊋ では若い人で，たとえば40歳代の人であれば石灰化があるとカテをやりたくなりますか？年齢によって意味が違うのでしょうか？

㊐ 私がCTを30年くらいやっていて，一番若い方の冠動脈石灰化は48歳でした。48歳未満ではどんなに冠動脈が狭窄していても石灰化は起こりにくいかと思います。

㊋ それは48歳以上くらいの場合には，病的な意味があるということですか。

㊐ 50〜65歳くらいの冠動脈石灰化は病的意義があると思います。

㊋ 先生は昔からCTを撮ってましたよね。

㊐ いまもです（笑）。

ギモン

■ PSVT時のST低下の意味。

調べたこと

▶ PSVT時のST低下は，カテコラミンによる活動電位第二相の変化により生じる[1]。

▶ 心房頻拍モデルを用いて頻拍前後の冠血流量を調べると，頻拍後に冠血流量は平均35％低下し，頻拍であるほど低下が大であった[2]。

● 文献
1) Yanowitz F, et al：Functional distribution of right and left stellate innervation to the ventricles. Production of neurogenic electrocardiographic changes by unilateral alteration of sympathetic tone. Circ Res. 1966；18(4)：416-28.
2) Corday E, et al：Effect of the cardiac arrhythmias on the coronary circulation. Ann Intern Med. 1959；50(3)：535-53.

本例への対応

心カテを行うと，左前下行枝#6が90％の狭窄であり，待機的にPCIを行った。

本例で学ぶべきこと

高齢者で冠危険因子があり，PSVT時にかなりのST低下を認めれば，冠動脈疾患の可能性はある。CTの冠動脈石灰化は，50～65歳くらいにおいては病的な意味を持つと考えられる。

CASE 08 通常型 AFL

ベラパミルとピルシカイニドを使用した頻拍性通常型 AFL

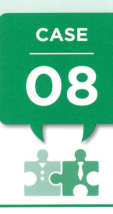

患者プロフィール

74歳，男性

主訴	動悸
現病歴	2年前より時に動悸とめまいを自覚していた。5日前より断続的に生じたため来院

【来院時】

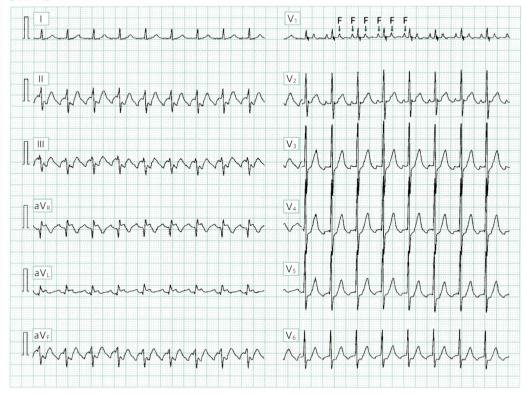

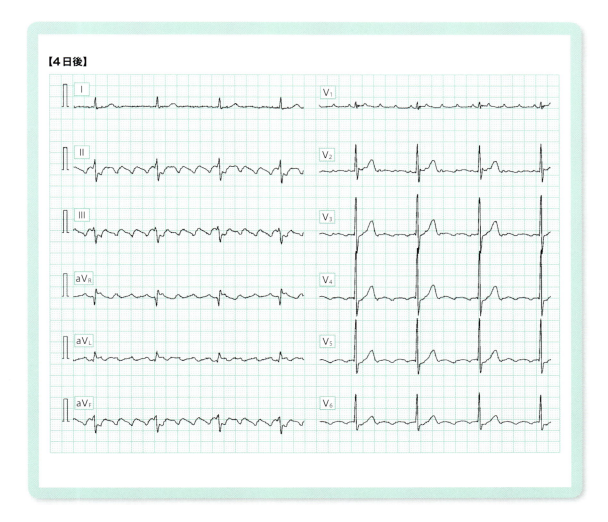

【4日後】

田▶ 本例は他医の症例です。動悸とめまいが断続的にあり，心電図は心拍数134/分の2：1通常型心房粗動（atrial flutter：AFL）でした。V_1に心房粗動波（F）を示しました。腎機能は異常なく，除細動目的でピルシカイニド（サンリズム®）150mgとベラパミル（ワソラン®）80mgを開始しましたが，洞調律には戻らず，4日後に心拍数56/分のAFLとなりました。

村▶ サンリズム®はIc群ですから，AFLに使ってはいけませんね。

田▶ そうですね。Ic群は発作性心房細動（paroxysmal atrial fibrillation：PAF）には使ってよいですが，AFLには使わないほうがよいと思います。

村▶ はい，フレカイニド（タンボコール®），プロパフェノン（プロノン®），サンリズム®はAFLには特に使ってはいけない薬です。心房のcrista terminalis（CT）のときの伝導，特にNaチ

ャネル遮断薬でIc群は強いので，きれいな粗動回路の真ん中に機能的ブロックをガチッと作ってしまい，むしろ粗動に固めてしまうんです。

ですから，たとえばこの患者さんが細動だとしてもIc flutterという粗動になってしまいます。この方は粗動だから，なおさらIc群のサンリズム®を使ってはいけないわけです。

この患者さんはサンリズム®を粗動に使ったという問題はありますが，細動であれ粗動であれ，ワソラン®とかβ遮断薬を使っているとレートコントロールができるので無事にすんでいます。

AFで粗動がかすかにでもあった人にIc群を使うと，80％が新たに粗動になってしまうという文献があります。ところがジソピラミド（リスモダン®）とかIa群だとまだ30％ぐらい。Ic群は粗動を作る薬なのです。

田▶ AFLを洞調律に戻すことは大変困難ですが，Ic群は使えないことがよくわかりました。Ia群の中には抗コリン作用を持つ薬剤があるため，房室伝導比が促進され，1：1のAFL頻拍を起こすことがあります。突然死の可能性もあります。

村▶ はい，粗動にはNaチャネル遮断薬であるIa群，Ic群は使わないのです。

細動に使っても粗動になってしまうから，もう粗動になっている人にⅠ群薬，Naチャネル遮断薬を使わないというのがいまはルールになっています。抗不整脈薬は使えないのです。

田▶ となると，β遮断薬ですか。

村▶ そうですね。β遮断薬でレートコントロールをして，追い追いカテーテルアブレーションで治療することを勧めるべきであったということになります。

粗動のままでも患者さんが苦しくなければいいのではないかという意見もあります。私も内心そう思っていますが，粗動のままでいたらかなりの高頻度でAFに移行してしまうから，それを避けるためにも粗動はアブレーションで治療したほうがいいのではないかという考えが主流となっています。つまり，抗不整脈薬も手が出ないわけですよね。将来的な細動のリスクを回避するためにやるべきだという先生もいます。

私は，80歳を過ぎて粗動で4：1ならばそのままでいいかなと思います。

田▶ たしかに。AFLにおける血栓塞栓症の頻度はAFの約1/3といわれ，抗凝固薬が必須とは限りません。血栓塞栓症のリスクがどのくらいあるかにも判断は左右されるでしょう。レートコントロールをしっかりと行えば，洞調律に戻らなくてもよいかもしれませんね。ただし，洞調律に戻る際，長い休止や徐拍を生じることがあり，失神などが起こればペースメーカが必要と思います。通常型AFLは下大静脈入口部と三尖弁輪の間の解剖学的峡部間のカテーテルアブレーションで根治されます。

ギモン

- Ia群，Ic群の抗不整脈薬をAFL患者に使用した際に粗動を固定化してしまう割合とは。
- AFPでも血栓塞栓症のリスクはどのくらいか。

調べたこと

▶ 10例のAFLにIc群のフレカイニド 2mg/kgまたは150mgを静注した結果，洞調律に戻ったのは4例で，他の4例は1：1房室伝導の頻拍性AFLになった[1]。

▶ AFLはAFの約1/3の頻度で血栓塞栓症を合併する[2]。

● 文献

1) Crozier, et al: Flecainide acetate for conversion of acute supraventricular tachycardia to sinus rhythm. Am J Cardiol. 1987;59(6):607-9.
2) Blomstrom LC, et al: ACC/AHA/ESC guidelines for the management of patients with supraventricular arrhythmias—executive summary: a report of the American College of Cardiology/American Heart Association Task Force on Practice Guidelines and the European Society of Cardiology Committee for Practice Guidelines (Writing Committee to Develop Guidelines for the Management of Patients With Supraventricular Arrhythmias). Circulation. 2003;108(15):1871-909.

本例への対応

AFLの除細動目的でサンリズム®150mgとワソラン®80mgを処方したが，洞調律には戻らなかった。

本例で学ぶべきこと

AFLを洞調律に戻すことは困難で，I群抗不整脈薬の使用は避ける。まずはβ遮断薬でレートコントロールを行い，必要であれば抗凝固薬を使用してカテーテルアブレーションへ。

CASE 09 洞頻拍

運動時に胸痛を訴えた小児の洞頻拍

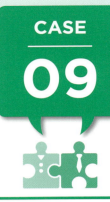

患者プロフィール

12歳，女性

主訴	動悸と胸痛
既往歴	特になし
現病歴	生下時より心房中隔欠損症（atrial septal defect：ASD）があるも，2歳時に自然閉鎖。最近，マラソンなどの運動時に動悸と胸痛があるため来院

【来院時】

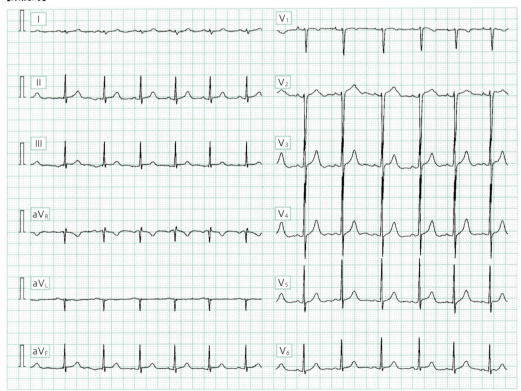

CASE 09 洞頻拍

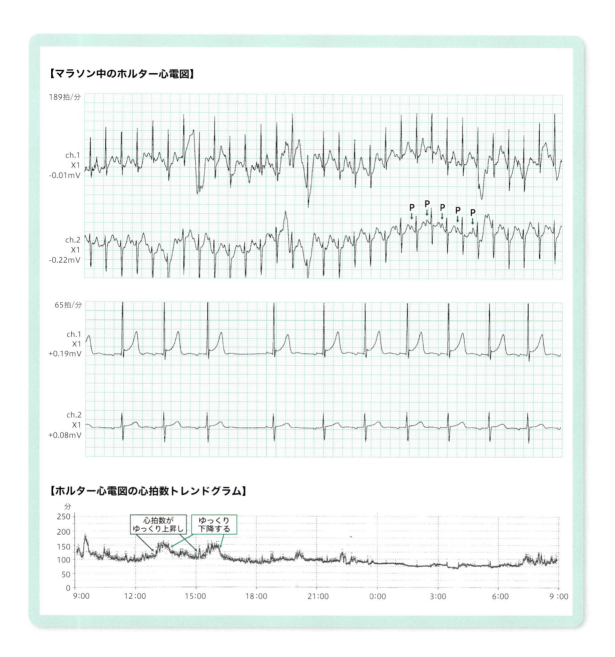

田 来院時心電図は心拍数94/分の洞頻拍で，マラソン中のホルターでは189/分の洞頻拍を認めましたが，ST低下は認められませんでした．その時のP波を図に示しました．洞頻拍の心拍数は，徐々に上昇し，徐々に低下するのが特徴ですが，ホルターの心拍数トレンドでそれが認められました．心エコーは異常なく，血液データもNT-proBNP 24.4pg/mLで，甲状腺ホルモンなども異常ありませんでした．

村▶ この患者さんは何なのでしょう。調律としたら正常ですか？

田▶ この心電図は正常だと思います。少しPR間隔が短いですか？

村▶ いいえ，いいと思います。では，症状のポイントは何でしょうか。

田▶ 発作性上室頻拍（paroxysmal supraventricular tachycardia：PSVT）などの頻拍と違い，洞頻拍では心拍数がゆっくり上昇して，ゆっくり下がります。

村▶ なぜ症状が出たのですか？ 病的な意味はありませんか？

田▶ おそらくないと思います。

村▶ 小児だと胸部症状を訴えるのが多いということはありますか？

田▶ 小児の頻拍は胸痛を訴えることがあります。最近，同様の症状があり，サッカー中のホルター心電図で心拍数190/分まで上がったものの，ほかに異常を認めない15歳の男子がいました。

村▶ 胸の圧迫感。

田▶ はい。ST低下はないのですが，運動時にかなり心拍数が上がってしまいます。

村▶ 左室の圧が高くなるのはどうしてでしょうか？ たとえば心臓の知覚の受容体は弱いなりにあるのですかね。

田▶ う～ん。わかりません。

村▶ たしかに圧迫感とおっしゃる人がいますよね。

田▶ 洞頻拍に対して薬をどうするかですね。変な話，薬を出したらいつまで続けるか，きりがないです。

村▶ この患者さんはどうしましょう？ 投薬はできないですよね。

田▶ また，学校から体育やクラブ活動の運動制限を毎回聞かれますが，どう返事しようか悩みます。

村▶ 困ってしまいますね。

田▶ 洞頻拍の最大心拍数ですが，（220－年齢）/分という論文があります。そうすると，20歳だったら200/分，100歳だと120/分まで上がりうると思います。

村：心エコーもやったし……。

田：心エコー，NT-proBNPなどはまったく異常ありませんので，この洞頻拍は問題ないと思います。ですので，学校には「運動は制限しませんが，必ず無理のない範囲で行って下さい」とお返事しています。

村：では，小児の胸部症状のある人にどのような特徴があるのかというのを，小児のchest painというキーワードで調べてみて下さい。

ギモン

■ 頻拍時に胸部症状を訴える小児患者にはどのような特徴がみられるか。

調べたこと

▶ 小児は，交感神経と副交感神経の均衡が年齢に伴って動揺し，9歳〜思春期で頻拍性不整脈の増加，僧帽弁逸脱の出現や血管拡張因子による失神などが起こることがある[1]。

● 文献
1) Perry, et al：Diagnosis and treatment of arrhythmias. Adv Pediatr. 1989;36:177-99.

本例への対応

ホルター心電図で頻拍時にST低下なく，他の検査でも洞頻拍以外は異常ないことを確認し，投薬なしで経過観察とした。

本例で学ぶべきこと

洞頻拍時に胸部症状を訴える小児患者は少なくないが，特に病的な意味を持たなければ経過観察でよいと思われる。

CASE 10 高齢者のAF

ワルファリン使用中の高齢者のAF

患者プロフィール

84歳，女性

主訴	なし
現病歴	8年前より心房細動（atrial fibrillation：AF）でフォロー。心不全などはなし

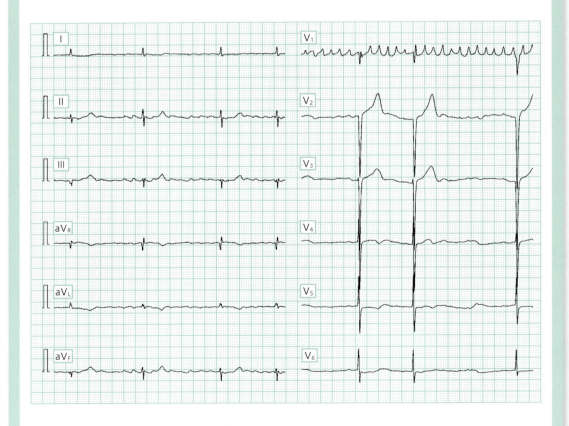

田▶ AFの心電図です。ジギタリスやβ遮断薬を用いずにレートコントロールされ，塞栓症予防にはずっとワルファリン（ワーファリン）を使用しています。心エコーは左室EF 82％で肥大や拡大なく，弁障害も認められませんが，左房径が59mmと大でした。この症例に限らず，洞調律のP波，AFのf波や心房粗動（atrial flutter：AFL）のF波はすべてⅡ，Ⅲ，aV_FとV₁で大です。よって調律を診断するためにはまず，Ⅱ，Ⅲ，aV_FとV₁をみます。この症例のf波はV₁でかなり大ですが，ほかの誘導では小です。

村▶ V₁はどこにあるかというと，右房の上にあります。右房の電位を直接のぞきこむ位置にあるため，P波やf波が大になります。この患者さんは84歳ということですが，年齢が上がるとワーファリンが使いにくくなりますよね。併せて，高齢者の抗凝固療法というのを調べて頂けますか。直接作用型経口抗凝固薬（direct oral anticoagulant：DOAC）についてはどうでしょうか。

田▶ AFは何歳まで抗凝固薬を続けるべきか，ですね。DOACの時代に入り，今後ちょっと変わってくると思います。

村▶ そうですね。DOACの時代の考え方というのは，エビデンスがないわけですよ。

田▶ みんなが手探り状態ですね。

村▶ そうですね。

💡 ギモン

■ 高齢者への抗凝固療法は何歳まで続けるべきか。

調べたこと

▶ 本邦の非弁膜症性AFによる脳塞栓症の再発予防を目的としたワーファリン内服患者の研究で，PT-INRが2.6を超えると重篤な出血が急に増え，PT-INR 1.6未満では重篤な塞栓症が増え，多くは70歳以上であった[1)2)]。

▶ 75歳以上の27,000例で，ワルファリンとDOACを比較。脳卒中（脳出血を含む）と全身性塞栓症の相対危険度は0.78とDOACが優位で，大出血には差を認めなかった[3)]。

▶ 高齢者のワルファリン導入は，初期にトラブルが多く発生し，若年層と比較して難易度が高い[4)]。

▶ 非弁膜症性AFでワルファリンとDOACを比較。DOACは有効性に関して同等以上，出血合併症については有意に抑制した[5]。

▶ 75歳以上のAFで，4種のDOACとワルファリンを比較。塞栓症予防は同等で，DOACのダビガトランはワルファリンよりも消化管出血が多かったが，ほかの3種の出血性リスクは今後の検討が必要[6]。

● 文献
1) Yasaka M, et al：Optimal intensity of international normalized ratio in warfarin therapy for secondary prevention of stroke in patients with non-valvular atrial fibrillation. Intern Med. 2001;40(12):1183-8.
2) 日本循環器学会：心房細動治療（薬物）ガイドライン．2013年改訂版．
3) Ruff CT, et al：Comparison of the efficacy and safety of new oral anticoagulants with warfarin in patients with atrial fibrillation：a meta-analysis of randomised trials. Lancet. 2014; 383(9921):955-62.
4) Hylek EM, et al：Major hemorrhage and tolerability of warfarin in the first year of therapy among elderly patients with atrial fibrillation. Circulation. 2007;115(21):2689-96.
5) Granger CB, et al：Apixaban versus warfarin in patients with atrial fibrillation. N Engl J Med. 2011;365(11):981-92.
6) Sharma M, et al：Efficacy and Harms of Direct Oral Anticoagulants in the Elderly for Stroke Prevention in Atrial Fibrillation and Secondary Prevention of Venous Thromboembolism：Systematic Review and Meta-Analysis. Circulation. 2015;132(3):194-204.

本例への対応

84歳であるが，塞栓症予防のためにずっとワーファリンを使用。

本例で学ぶべきこと

調律を診るためには，Ⅱ，Ⅲ，aV_FとV_1をみる。AFの抗凝固薬は何歳まで続けるべきか決まっていない。84歳のため，ワーファリンよりも出血性リスクが低くて安全なDOACにそろそろ変更すべきかもしれない。

CASE 11　PAF

洞調律に戻る際,やや長い休止を生じた頻拍性のPAF

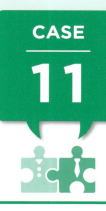

患者プロフィール

72歳, 女性

主訴	めまい感
現病歴	発作性心房細動（paroxysmal atrial fibrillation：PAF）でフォロー。心不全はないが, 時にめまい感あり

【4カ月前測定時】

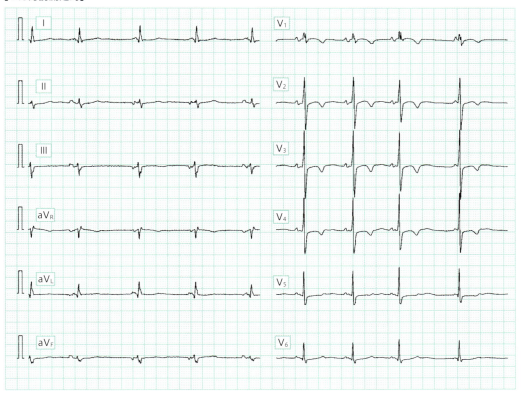

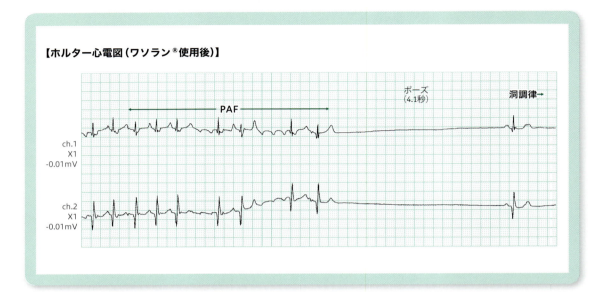

【ホルター心電図（ワソラン®使用後）】

田▶ 4年前，心エコー中にPAFが認められ，ダビガトラン（プラザキサ®）を開始しました。その後，頻拍性PAFに対してベラパミル（ワソラン®）120mgを使用しました。ホルターで心拍数は44〜186（平均101）/分でしたが，PAFが停止する際に4.1秒の休止が認められました。心エコーはEF 70%で前壁中隔がややhypoでしたが，弁障害はありませんでした。

村▶ これは心房粗細動ですね。さらに徐脈頻脈症候群と診断できます。

田▶ はい。頻拍と徐拍は隣り合わせです。レートコントロールを深追いしすぎると頻拍が停止するときに痛い目に遭います。

村▶ この方はワソラン®3錠で4秒程度の休止だったから，症状がなくてすんだわけですよね。ですから，最初から欲をかいて強めに追い込んだら，もっと危険だったかもしれない。この程度ですんでよかったという面はありますね。むずかしいですね。

田▶ 頻拍が続けば心不全を生じますので，レートを下げる必要があります。ですが徐拍を併せ持つ場合，より高度の徐拍が懸念されます。心房細動（atrial fibrillation：AF）の至適心拍数はどのくらいでしょうか？

村▶ 洞調律のときは心拍数が高いより低いほうが予後がいいことはわかっているけれども，AFに関しては極端に心拍数を下げようという努力をしても仕方がないことがわかってきました。ですから，ずっとAFが続いている場合には心拍数を下げたほうがいいとはいわれなくなりました。症状が落ち着いているのであればレートコントロールでも深追いはしません。

田 了解しました。
それから，PAFは慢性のAFと塞栓症の頻度が同等なので，抗凝固薬が必要ですね。

村 そうですね．でも，それはPAFでも脳梗塞には注意すべきだということであって，PAFと慢性のAFを比べて，まったく同じリスク，同じ重症度ということではないようです．RACE Ⅱ試験で一応頻度は同等という結果が出たのですが，実はいざ起きた場合に慢性のほうが重篤です．

ギモン

■ AFの至適心拍数．

調べたこと

▶ 80歳以下で1年以上続くAFを対象に，安静時における心拍数が110/分未満の非厳格コントロール群と，80/分未満で中等度運動時に110/分未満の厳格コントロール群で比較．自覚症状，有害事象の発現率と心不全の重症度は同程度で，AFのレートコントロールは非厳格でもよい[1)2)]．

▶ AFは，心拍数130/分以上が続くと，左室拡張不全により心不全が生じる．器質的心疾患がなくても高度の頻拍が続けば心不全となるため，心拍数130/分以上にならないことが大切[3)]．

▶ 2011年のACC/AHA/ESCのガイドラインでは，AFの心拍数は安静時60〜80/分，中等度運動時90〜115/分を目標とする[4)]．

● 文献
1) Van Gelder, et al:Lenient versus strict rate control in patients with atrial fibrillation. RACE Ⅱ trial. N Engl J Med. 2010;362(15):1363-73.
2) 日本循環器学会：心房細動治療（薬物）ガイドライン．2013年改訂版．
3) Rawles JM, et al:What is meant by a "controlled" ventricular rate in atrial fibrillation? Br Heart J. 1990;63(3):157-61.
4) Fuster V, et al:2011 ACCF/AHA/HRS focused updates incorporated into the ACC/AHA/ESC 2006 guidelines for the management of patients with atrial fibrillation:a report of the American College of Cardiology Foundation/American Heart Association Task Force on practice guidelines. Circulation. 2011;123(10):269-367.

本例への対応

頻拍性のPAFにワソラン®120mgを使用したところ，PAFが停止する際に4.1秒の休止が認められた。

本例で学ぶべきこと

PAFはレートコントロールの深追いをしてはならない。AFが継続している場合でも，患者の状態が落ち着いているのであれば厳格なレートコントロールをしなくてもよい可能性がある。

CASE 12

CAVB

心拍数が保たれ，休止もない
房室接合部補充調律が続くCAVB

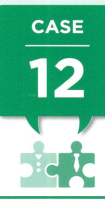

患者プロフィール

79歳，女性

主訴	なし
現病歴	約25年前より肺サルコイドーシスでプレドニゾロン（プレドニン®）を内服

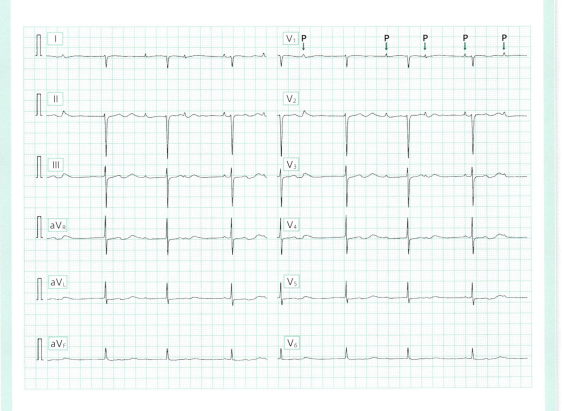

田▶ 症状はありませんが，規則正しい完全房室ブロック（complete atrio ventricular block：CAVB）と心拍数52/分の規則正しい房室接合部補充調律が認められました。V_1にP波を示しました。心エコーはEF 65％で左室に異常はなく，弁障害などもありませんでした。ホルターは心拍数43〜75（平均52）/分で，2秒以上の休止や心室補充調律はまったくありませんでした。

村▶ この方はCAVBですが，ペースメーカを入れていないですよね。その根拠はnarrow QRSだからですよね？　でも，サルコイドーシスだと，どんどん肉芽ができてしまって危険ということはないですか？

田▶ まだペースメーカを植え込んでおりませんが，今後どうするか迷っています。エコー上，典型的な心サルコイドーシスの所見はありませんでした。

村▶ 心サルコイドーシスは心室中隔基部の菲薄化を生じますが…。心サルコイドーシスの診断はついていませんか。

田▶ はい，肺のサルコイドーシスのみです。心サルコイドーシスは通常，心筋で肉芽腫性の炎症が起こり，それが線維化すると菲薄化します。この患者さんの心筋に炎症があるかどうかわかりませんが，少なくとも線維化はしていないと思います。

村▶ では，心サルコイドーシスかどうかはわからないわけですね。

田▶ そうですね。心エコーで異常がない場合，核医学検査，MRIのT1強調画像やPETでサルコイドーシスの心病変を描出する方法がありますが，まだ行っておりません。参考までに心サルコイドーシスの心内膜心筋生検は病変がdiffuseでなくfocalのため，組織診断率は低いそうです。

村▶ 肺サルコイドーシスのCAVBで，narrow QRSですから，これはちょっと危ないですね。サルコイドーシスではなく，narrow QRSの接合部調律だったらまだ信頼性があるので，ペースメーカを入れないという治療もあると思うのですが，この患者さんはサルコイドーシスとわかっています。
心室中隔の厚みがある程度あるから，心サルコイドーシスではないと思って，房室伝導障害がそれほど進行しないだろうという前提でやっているわけですよね。けれども，肺サルコイドーシスがあってCAVBがあったら，それだけでもリスクとしてとって，ペースメーカを植え込んだほうがいいのではないのかという意見があるかもしれませんね。それをどう論破しますか。患者さんの同意が得られなかったからというのもありますけれども（笑）。

田▶ ホルターの心拍数も正常範囲といえます。

村▶ 本当にサルコイドーシスでこういうnarrow QRSが安全かどうかはわからないのだけれども，narrow QRSの補充調律であるためにペースメーカを入れないということはありえますよね。ですから，補充調律のQRSの波形によって入れないという選択肢が，ある程度保障されているとか。

田▶ はい。また，サルコイドーシスによるCAVBでは副腎皮質ホルモンの内服によりブロックが消失することがあります。ただし，心機能は改善しないようです。

村▶ 心電図としてこういうケースはありますよね。CAVBでペースメーカを入れていない患者さんをフォローするのは落ち着かないですよね。

田▶ 結論としては，CAVBであっても症状がなくてnarrow QRS，つまり房室接合部補充調律で休止なく，心拍数が保たれていれば，急いでペースメーカを植え込まないということでよいでしょうか。

村▶ そうですね。この患者さんは症状がないので拒否しますよね。いろいろ調べても，本当はどちらがよいかということがよくわからないという結論でもいいと思います。実際，先生が困ってしまったということで（笑）。

田▶ けっこう，困っています（笑）。

💡 ギモン

■ CAVBにおけるペースメーカ植え込みの適応。

📝 調べたこと

▶ 房室ブロック（atrioventricular block：AVB）でペースメーカを植え込んだ患者の11％が心サルコイドーシスと判明し，特に40〜69歳の女性が多かった[1]。

▶ 心サルコイドーシスが強く疑われる26名に，右室4カ所の心内膜心筋生検を施行したところ，組織診断率は19％と低かった[2]。

▶ 2,350名のホルターの検討で，3秒以上の休止がAVBを含む53名に認められた。症状ありは45名で，なしは8名であったが，3秒以上の休止はペースメーカの適応である[3]。

▶ Ⅱ度AVB 56名の自然経過で，器質的心疾患がない群の予後はよかったが，疾患がある群の予後は

悪く，うち10名にペースメーカを植え込んだ[4]。
▶ CAVBのうち，症状や心不全があればペースメーカ植え込みの適応で，心拍数40/分以上であっても心拡大や左室不全があれば，適応の可能性がある[5]。

● 文献

1) Yoshida Y, et al：Incidence of cardiac sarcoidosis in Japanese patients with high-degree atrioventricular block. Am Heart J. 1997；134(3)：382-6.
2) Uemura A, et al：Histologic diagnostic rate of cardiac sarcoidosis：evaluation of endomyocardial biopsies. Am Heart J. 1999；138(2)：299-302.
3) Ector H, et al：Dynamic electrocardiography and ventricular pauses of 3 seconds and more：etiology and therapeutic implications. PACE. 1983；6(3)：548-51.
4) Strausberg B, et al：Natural history of chronic second-degree atrioventricular nodal block. Circulation. 1981；63(5)：1043-9.
5) Gregoratos G, et al：ACC/AHA/NASPE 2002 guideline update for implantation of cardiac pacemakers and antiarrhythmia devices：summary article：a report of the American College of Cardiology/American Heart Association Task Force on Practice Guidelines (ACC/AHA/NASPE Committee to Update the 1998 Pacemaker Guidelines). Circulation. 2002；106(16)：2145-61.

本例への対応

肺サルコイドーシスに合併したCAVBであるが，症状なく，心エコーも異常なく，房室接合部補充調律により心拍数が保たれて休止もないため，経過観察としている。

本例で学ぶべきこと

CAVBがすべてペースメーカ適応とは限らない。

CASE 13 CAVB

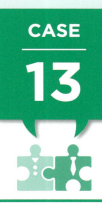

心室補充調律が続くCAVB

患者プロフィール

88歳，男性

主訴	めまい
現病歴	めまいがあり，自動血圧計で脈拍数が30/分であったため来院

【来院時】

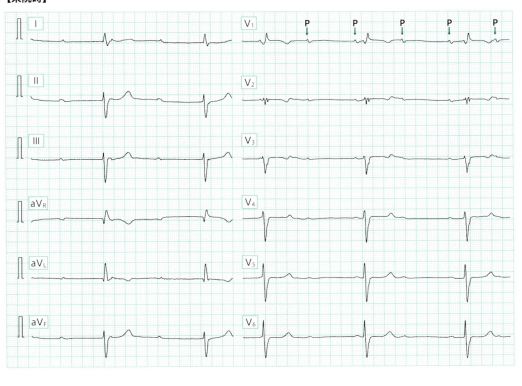

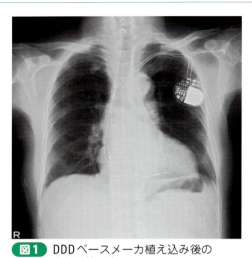

図1 DDDペースメーカ植え込み後の胸部X線写真

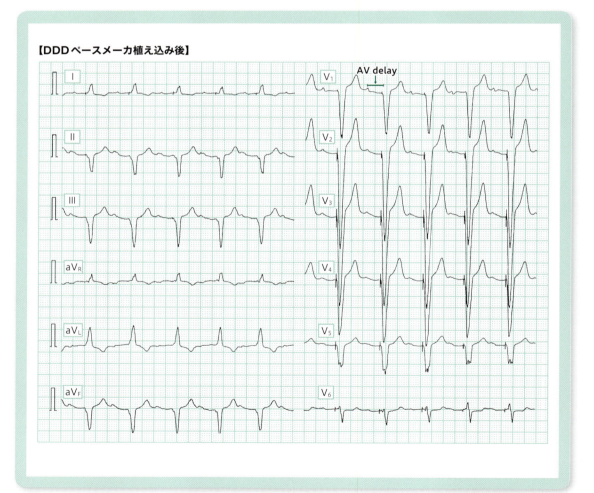

【DDDペースメーカ植え込み後】

田▶ 心電図は完全房室ブロック（complete atrioventricular block：CAVB）で，心拍数32/分の心室補充調律を認めました．V_1にP波を示しました．

村▶ この患者さんは何が考えられるのですか．

田▶ 補充調律は高度徐拍時のバックアップです．それには2種類あり，**CASE 12**（49頁）のようにnarrow QRSの補充調律は房室接合部付近より生じ，心拍数は約40〜60/分です．しかし，wide QRSであればもっと下位の心室より生じ，心拍数は約20〜40/分と少ないです．そうすると心不全や，めまいなどの循環障害が起きます．

なお，二次性CAVBの原因で重要なのは高カリウムです．高カリウムではテントTやP波消失も起きます．この方は可逆的な原因ではなく，症状もありますから，**CASE 12**とは異なり，ペースメーカを入れたほうがいいと思います．

村▶ この患者さんの心電図，心房レートが75/分しかないのですよね．ですから，本来はピンチであればもっと洞結節のレートが上がっていいはずなのに，体としては慣れているようです．長い経過があったのですかね．

田▶ なるほど，そこですか．私はCAVBと心拍数32/分の心室補充調律しかみていませんでした．CAVBで心拍数が下がれば，P波がもっと増えるはずということですね．

村▶ あと，DDDペースメーカ植え込み後ですが，AV delayをかなり長くしてありますよね．これは意識してやっているのでしょうか？

田▶ そうですね．この患者さんはP波のあとに心室が繋がることがあり，自己のQRSを優先するためにAV delayを長めに設定しました．この心電図をとった時は，P波のあとに自己QRSが出なかったため，やや長いPR間隔を置いて心室ペーシングとなりました．もしも自己のQRSが出る時間よりも早いタイミングで心室ペーシングを行う設定にすれば，全ペーシングとなり電池寿命が短くなってしまいます．

また，左室機能が低下している患者さんでは，AV delayを調節して心房と心室の収縮のタイミングを変えれば，心拍出量を少し増やすことができます．

ギモン

■ 至適AV delayの求め方。

 調べたこと

▶ ドプラによる僧帽弁血流パターンの研究で，DDDペースメーカを植え込んだ患者の至適AV delayは，心房収縮の終末点と僧帽弁閉鎖点の間隔により予測可能である[1]。

▶ 両室ペーシングでは至適AV delayの設定が重要で，心エコーのドプラにより容易に得られる[2]。

● 文献
1) Ishikawa T, et al：Prediction of optimal atrioventricular delay in patients with implanted DDD pacemakers. PACE. 1999；22(9)：1365-71.
2) Inoue N, et al：Long-term follow-up of atrioventricular delay optimization in patients with biventricular pacing. Circ J. 2005；69(2)：201-4.

本例への対応

すぐに体外式ペーシングリードを挿入し，二次性CAVBを否定してDDDペースメーカを植え込んだ。

本例で学ぶべきこと

CAVBで補充収縮がwide QRSであれば心拍数は約20〜40/分となり，心不全や，めまいなどの循環障害が起きやすい。心機能低下例では，DDDペースメーカ植え込み後に至適AV delayの設定が望ましい。

CASE 14

CAVB

約8秒間補充調律が出なかった
発作性CAVB

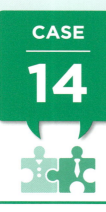

患者プロフィール

80歳，女性

主訴	労作時呼吸苦，軽度の失神
現病歴	約1カ月前より労作時呼吸苦があり，来院

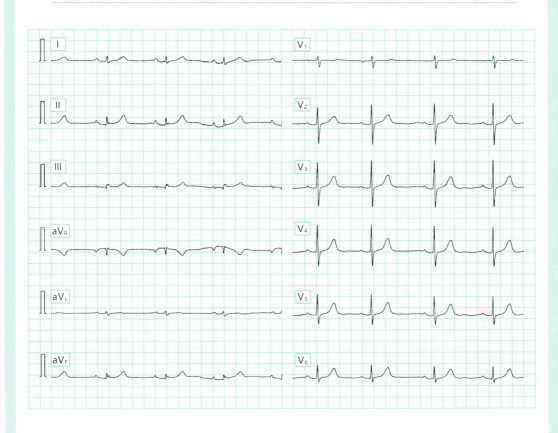

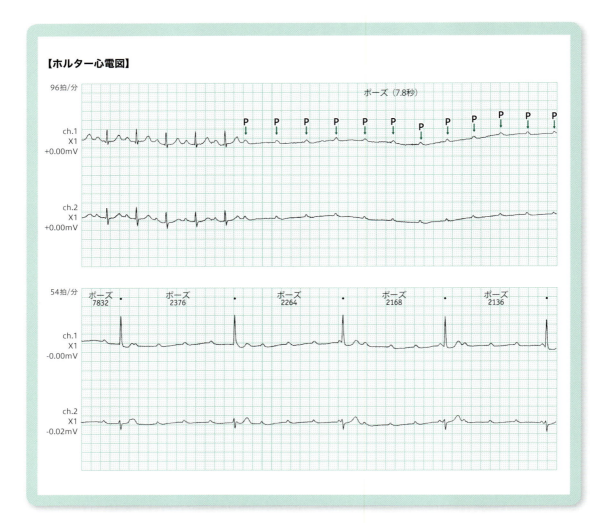

🧑‍⚕️田 来院時心電図は心拍数58/分の洞調律で異常を認めませんでした。ホルター施行中に初めて軽度の失神を生じましたが，ほとんどすべてが洞調律で，失神時にのみ約8秒間，完全房室ブロック（complete atrioventricular block：CAVB）が認められました。しかし，補充調律は認められませんでした。そのときのP波をホルター上段に示しました。その直後に心拍数25/分の房室接合部補充調律を認めました（ホルター下段）。心エコーはEF 70％で異常ありませんでした。

🧑‍⚕️村 なぜ補充調律がないか？　潜伏伝導で房室結節に深く入っているのでしょうね。

🧑‍⚕️田 補充調律がこれだけ長く出ないのは，けっこう珍しいです。そもそも，補充調律がまったくないと致死的です。

村: そうですね。この患者さんも8秒後にnarrow QRSの補充調律が出ていますから生存できました。

田: この補充調律は房室接合部性にもかかわらず，心拍数がかなり低いですね。約25/分しかありません。ただ，「補充調律はほぼ一定の間隔で生じる」といわれる通り，規則正しく出ています。私は毎日，多くのホルターをみていますが，これほど長い休止は滅多にありません。何かの拍子に迷走神経が興奮してしまったのですかね。

村: この心電図が記録されたのは午前8時13分ですし，先行する心拍数からも迷走神経が緊張しているということではないですよね。発作性のCAVBは捉えどころがないですし，各施設でそんなにたくさん検出できないので，論文があまりないのです。この患者さんはどうすべきだったのかな。ホルター心電図をつけている間に亡くなってしまったかもしれないですね。

田: 来院時は正常心電図で，ホルター装着後に初めて失神を生じ，この波形が認められましたので，入院は考えませんでした。

村: 別の選択肢はありますか。でも，やたらと入院させるわけにはいかないですしね…。

田: この症例から学ぶべき点としては，ルーチンの心電図に異常がなくてもこういうことがありうるということ，CAVBで補充調律がなかなか出ないこともありうることでしょうか。

💡 ギモン

■ paroxysmal CAVBをキーワードに，CAVBで補充調律なしの例に関連する文献の調査。

📝 調べたこと

▶ 運動により誘発される心筋虚血で発作性CAVBが生じる[1]。
▶ 若年者では自律神経系の異常で発作性CAVBが生じる[2]。
▶ CAVBで信頼できる心室補充調律がない患者は，伝導障害の罹患歴が長く，心室内伝導障害があり，抗不整脈薬の治療期間が長い[3]。

● 文献

1) Ho WJ, et al:Exercise-induced myocardial ischaemia complicated by paroxysmal complete atrioventricular block. Int J Clin Pract Suppl. 2005;147:19-22.
2) Silvetti MS, et al:Paroxysmal atrioventricular block in young patients. Pediatr Cardiol. 2004;25(5):506-12.
3) Rosenheck S, et al:Comparison between patients with and without reliable ventricular escape rhythm in the presence of long standing complete atrioventricular block. Pacing Clin Electrophysiol. 1993;16(2):272-6.

本例への対応

薬剤性や高カリウムなど，二次性のCAVBを否定してDDDペースメーカを植え込んだ。

本例で学ぶべきこと

ルーチンの心電図に異常がなくても，ホルターを行うと発作性CAVBが認められることがある。補充調律が出ないCAVBもある。

CASE 15 高度AVB

間欠性の二束ブロックに合併

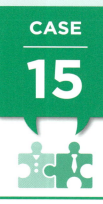

患者プロフィール

80歳，男性

主訴	失神
現病歴	高血圧症と2型糖尿病でフォロー中。失神があり，来院

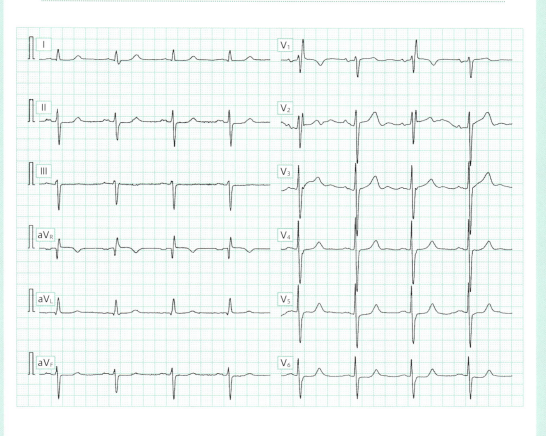

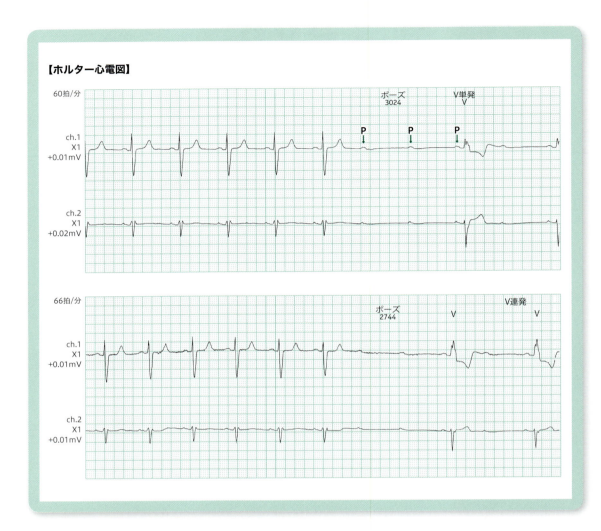

田 ３カ月前にも失神しましたが，再度失神して他院に搬送されました。そこで心カテを行い，３枝病変にて冠動脈バイパス術（coronary artery bypass grafting：CABG）が行われ，心拍数20台／分のためペースメーカが植え込まれました。術前，当院での心電図は心拍数60／分の洞調律で房室ブロック（atrioventricular block：AVB）はなく，間欠性の完全右脚ブロック（complete right bundle branch block：CRBBB），とST-T変化と左軸偏位を認めました。ホルターを行うとAVBによる３秒の休止と心室補充調律を認めました。ホルター上段にP波を示しました。

村 間欠性の二束ブロックですね。左脚前枝はずっとブロックになっている。それに右脚ブロックが間欠性に入っている。では，これから高度AVBによる３秒の休止に進展するかどうか予

測できるかというと，仮にずっと二束ブロックがあったとしても，高度AVBを予測することはできないという文献があります．ですから，この体表面心電図からは，このようなブロックが起こることを予言することは一般にはできません．

この心電図と症状があるということが，ペースメーカ植え込みが治療選択肢候補であるということを強く示唆しているのだと思います．ホルターは他院でなされたのでしょうか？

田▶ 当院なのですが，循環器内科ではなく他科でオーダされました．失神の既往があり，二束ブロックを認めた時点でペースメーカを植え込んでおくべきだったと思います．

村▶ 植え込むタイミングとしてはどうすればよかったのでしょうね…．私も失神の既往がある方が同じような目に遭ってしまって，他院でペースメーカ植え込みとなった，という経験があります．失神があったら対応を速くしないといけないのですが，ムンテラの都合などいろいろなことがあって，ワンテンポ遅れてしまいました．

今回の症例も3カ月前の失神時点で，外来の都合など遅れた理由があるわけですよね…．院内の他科の先生が診られていたようですが，3カ月前の失神の原因がAVBだとは思われていなかったのでしょうか．

田▶ そうですね…．他院で先にペースメーカを植え込まれてしまい，とても残念です．

村▶ 失神と，この12誘導心電図の二束ブロックが大きい意味を持っていたのですね．

田▶ 二束ブロックで失神歴があれば，もっと速く動かないといけませんね．

村▶ 間欠性ではなくても，二束ブロックがあるということと，症状があるということだけでペースメーカは入れるべきでしたね…．それにしても，間欠性の二束ブロックは初めてみました．刺激伝導系がヨロヨロしていたのですね．

田▶ この症例も **CASE 14**（57頁）と同様，ルーチンの心電図でAVBがなくても高度AVBが隠れていることがあるという教訓的症例だと思います．

ギモン

■ 二束ブロックのペースメーカ植え込み基準。

 調べたこと

▶ 554名の二束と三束ブロック患者において，高齢，心不全や冠動脈疾患で死亡率が高かった[1]。
▶ 二束ブロックにおけるペースメーカ植え込みの判断では，心房ペーシングで誘発されるHis-Purkinje系の伝導障害の有無が重要[2]。
▶ 二束ブロックのペースメーカ植え込み適応は，高度AVBを生じる危険性の有無が重要[3,4]。
▶ 原因不明の失神があればクラスⅡa。

● 文献

1) McAnulty JH, et al : Natural history of "high-risk" bundle-branch block : final report of a prospective study. N Engl J Med. 1982 ; 307(3) : 137-43.
2) Dhingra RC, et al : Significance of block distal to the His bundle induced by atrial pacing in patients with chronic bifascicular block. Circulation. 1979 ; 60(7) : 1455-64.
3) Penton GB, et al : Some clinical features of complete heart block. Circulation. 1956 ; 13(6) : 801-24.
4) 日本循環器学会：不整脈の非薬物治療ガイドライン．2011年改訂版．

本例への対応

他院にてCABG後にペースメーカが植え込まれた。

本例で学ぶべきこと

二束ブロック患者が失神を起こした場合，高度AVBなどが疑われるため，速やかにペースメーカ植え込みを検討する。

CASE 16　II度AVB

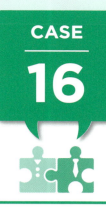

中年以降のWenckebach型II度AVB

患者プロフィール

53歳，女性

主訴	軽度のめまい
現病歴	約10年前より不整脈を指摘されていたが最近，軽度のめまいを生じるため来院

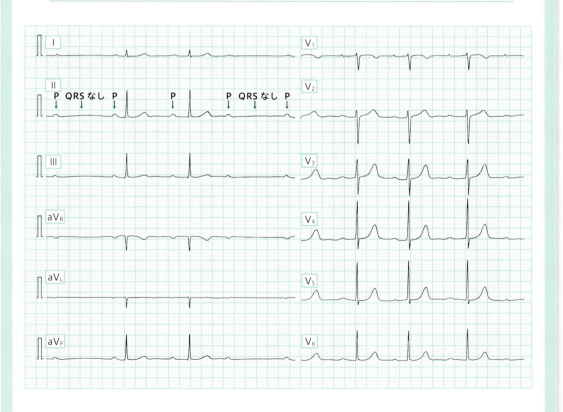

田▶ 心電図は心拍数42/分の洞調律で，Wenckebach型のⅡ度房室ブロック（atrioventricular block：AVB）でした。ホルターを行うと心拍数35～90（平均56）/分で，Wenckebachによる休止が5,558回（最長2.6秒）ありましたが，高度AVBは認められませんでした。

村▶ この方の心電図は，ベースラインのPR時間は普通ですね。Wenckebach型でしょう。ただしWenckebach型であったとしても，His束より上か，His束内か，His束下かというと，実際には少ないですがHis束内，His束下もありえます。もしめまいがあったのなら，実はHis束下で長い高度AVBを起こしてもおかしくないケースだと思うのです。でも，こういう方にすぐペースメーカは入れられないですよね。

田▶ はい，まだ入れておりません。AVBには房室結節-His束間のAHブロック，His束内のHBブロックとHis束-心室間のHVブロックがあります。Wenckebach型はAHブロックが多く，Mobitz Ⅱ型はHis束以下のブロックですね。

村▶ Wenckebach型であっても，His束内，His束下のブロックが電気生理学的検査（electrophysiological study：EPS）で見つかることがありますが，EPSもコストがかかるので，なかなかできないです。

田▶ Wenckebach型は，房室結節内のブロックが多く，副交感神経の過緊張が原因とされ，ペースメーカは見合わせます。ですが，いまいわれたように，もっと下のHis束内とかHis束下のブロックが存在するわけで，そういう場合はペースメーカを入れたほうがいいですか？

村▶ 入れることもあります。ただし，この方は50歳を超えていらっしゃいますよね。20歳代，30歳代のWenckebach型とは違って，中年以上のWenckebach型は少し注意して診ざるをえないケースはあります。若年者のWenckebach型は自律神経が関係していて成長とともに改善されますが，中年以上のWenckebach型には器質的な問題があるかもしれません。特にこの方はめまいがあって，ちょっと悩ましいです。大丈夫とはいえないケースだと思います。

田▶ Wenckebach型であっても油断はできないけれども，結局，ペースメーカ植え込みの決め手がなかったのでそのままになっています。今度，ペースメーカを植え込むか否か，患者さんのご希望も聞いてみます。

ギモン

■ Wenckebach型の障害部位がHis束内か，His束下か，EPSで見つかるのはどのくらいか。

 ## 調べたこと

▶ 16名のⅡ度AVBにEPSを行ったところ，4名のHis束内ブロックにWenckebach型AVBを認めた[1]。

▶ アミオダロン内服患者のEPSで，His束内のWenckebach型AVBが生じた[2]。

● 文献
1) Andrea EM, et al：Intra-His bundle block. Clinical, electrocardiographic, and electrophysiologic characteristics. Arq Bras Cardiol. 2002；79(5)：526-37.
2) Kennedy EE, et al：Amiodarone-induced intra-His block. J Am Coll Cardiol. 1984；4(1)：192-5.

本例への対応

Wenckebach型のAVBであるが，中年以降でHis束内やHis束下ブロックの可能性があり，注意深く経過観察している。

本例で学ぶべきこと

中年以降のWenckebach型AVBは，時にはペースメーカを植え込むことがある。

CASE 17 間欠性AVB

QRS脱落前のPR時間がほんの少し延びただけの間欠性Wenckebach型AVB

患者プロフィール

83歳，女性

主訴	軽度の動悸
現病歴	高血圧症と脂質異常症でフォロー。軽度の動悸があり，来院

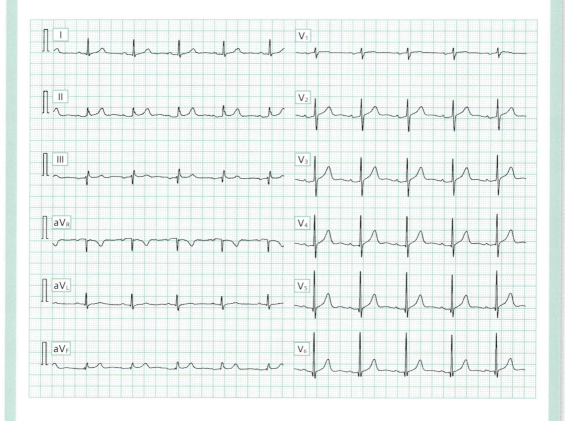

CASE 17　間欠性AVB

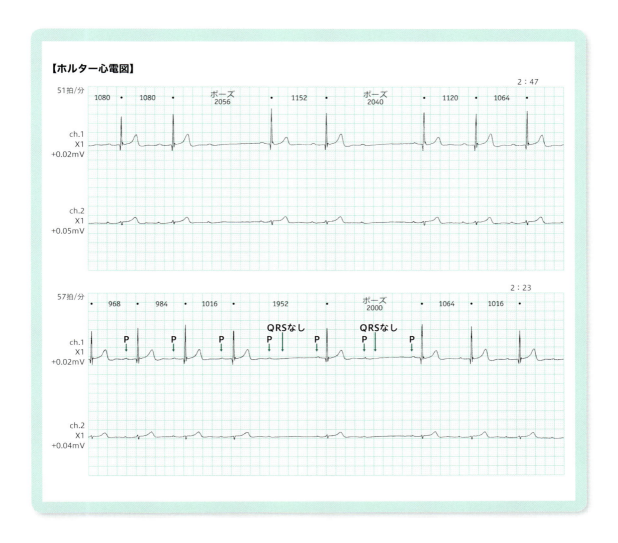

田▶ 心電図は心拍数75/分の洞調律で異常ありませんが，ホルターを行うと心拍数42〜119（平均74）/分で，Mobitz Ⅱ型のⅡ度房室ブロック（atrioventricular block：AVB）による休止を4回（最長2.1秒）認めました。

村▶ 先生，これはWenckebach型ですね。

田▶ えっ？　微妙にPRが延びていますか？

村▶ 延びています。

田▶ 上段はたしかにWenckebach型だと思いますが，下段はどうですか。

村 下もやはりWenckebach型です。

田 少しずつ延びていますか？

村 QRSが落ちて，次はPRが短くなっています。QRSが落ちている前後のPR間隔を比べると前のほうが長いです。わずかですが。

もう1つは，心電図が記録された時間です。午前2時です。夜中ですからWenckebach型なのです。

ホルターでどうみてもMobitz Ⅱ型とWenckebach型の両方が出たら，Wenckebach型である可能性が高いです。いま先生が1カ所，これはWenckebach型だなとおっしゃいましたよね。どちらにしようかなと思うのもあるけれども，その場合はWenckebach型のほうを取ります。そうでないとMobitz Ⅱ型は非常にたくさんあるので，そういう患者さんが全員ペースメーカとなったら大変ですね。また，その現象が昼間に出なくて夜に出たので，時間帯からみてWenckebach型だろうなと考えました。

下のほうはわかりにくいですが，あまりパッと延びていないようにみえる。こういった場合は脱落したQRSの前後のPR間隔でみるといいです。出現した時間帯に着目して，そのつもりでみるとわかりやすい。**CASE 16**（65頁）でWenckebach型でも中年以降はHis束内，His束下ブロックがあるという話をしましたが，今回の場合は深夜の迷走神経が効いている時間帯なので，そのリスクはあまり考えずにいきます。

田 なるほど。深夜のWenckebach型は，だいたいが迷走神経の影響と考えてよいでしょうか？

村 そのように割り切ったほうが現実的です。確率的にWenckebach型は90～95％以上かと。Josephsonの教科書（『Josephson's Clinical Cardiac Electrophysiology−Techniques & Interpretations』5th ed）にも載っていますが，夜間帯であるということを1つの先入観として考えるのも臨床的にはよいのではないでしょうか。このWenckebach型は昼間出ていないということも1つの根拠といえるでしょう。

田 QRSが脱落する前のPR間隔が，脱落後のそれより少しでも長いとWenckebach型で，特に深夜の副交感神経が優位な時間帯に起きる。Mobitz Ⅱ型とWenckebach型が混在すれば，Wenckebach型とする，ということですね。勉強になりました。**CASE 16**とは異なり，この症例は深夜にのみ生じ，休止も軽度のため，通常のAHブロックでよいということですね。

村 それでいいのじゃないですか。

ギモン

■ Wenckebach型は迷走神経に起因することを示した文献の調査。

調べたこと

▶ Wenckebach型AVBがある37名の運動選手のPP，RRとPR時間を調べたところ，徐々に延びてブロックに至るもの，急に延びてすぐブロックに至るもの，延びたまましばらく同じPR間隔が続くものなど多様であった[1]。

● 文献
1) Kinoshita S, et al：Atrioventricular Wenckebach periodicity in athletes：influence of increased vagal tone on the occurrence of atypical periods. J Electrocardiolol.1987；20（3）：272-9.

本例への対応
ルーチンの心電図は異常なかったが，ホルターで夜間にWenckebach型AVBによる2.1秒の休止を認め，経過観察中。

本例で学ぶべきこと
QRSが脱落する前のPR間隔が，脱落後のそれよりほんの少しでも長いとWenckebach型AVBで，特に夜間の副交感神経が優位な時間帯に起きる。

CASE 18 PR短縮

壮年男性に偶然見つかったPR短縮

患者プロフィール

45歳, 男性

主訴	軽度の胸痛
現病歴	閉塞性黄疸の術前検査でPR短縮を指摘された

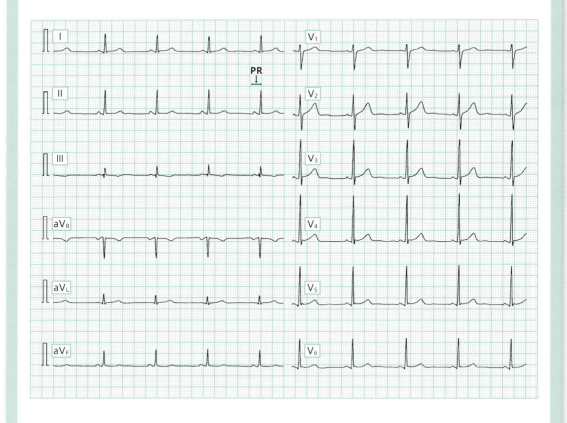

田：心電図は心拍数65/分の洞調律で，ST-T変化などは認めませんでしたが，Ⅱ誘導に示したようにPR時間が108msecと短縮していました．ホルターは心拍数59～137（平均81）/分の洞調律で，胸痛時の波形に異常なく，心エコーもEF 72%で異常ありませんでした．
PR短縮は房室伝導時間が短いですが，原因としては，①房室結節が小さいか，②交感神経の活動性が高いか，または③房室間に房室結節以外の副伝導路があるかの3つが考えられます．もし副伝導路がある場合は頻拍発作を伴うことがあるため，注意が必要なようです．

村：実際は副伝導路がないケースがほとんどであることがわかっています．個体として房室伝導時間が短い人がいます．PR時間が短いことはあまり意味がないというのが最近の考え方のようです．

田：PR短縮で有名なのはWPW（Wolff Parkinson White）症候群で，頻拍発作を起こします．それ以外のPR短縮はそんなに心配しなくてもいいということですね．しかし，PRが短いと心房収縮後，早期に左室が拡張するので心房キックが効き難くなって，心機能低下例ではやや不利かと思います．

村：short PRのどういうdistributionなのか，電気生理の論文でどうなっていますか？　心房-房室結節の心房-Hisなどは実際は稀みたいです．

田：先生，先生，大変です．最新のPR短縮に関する文献を調べましたが，長期予後で心房細動（atrial fibrillation：AF）や心血管イベントが増えるそうです．

ギモン

■ short PRの予後とshort PRの心房-Hisの副伝導路に関する文献の調査．

調べたこと

▶ 冠動脈疾患でPR時間が短い患者は，死亡率と心血管イベントが多かった[1]．
▶ コペンハーゲンで28万8,181名の調査を行ったところ，長いPR時間の患者は男女ともAFになる危険性が増え，短いPR時間は女性でAFの危険性が増した[2]．
▶ 期外の心房刺激にもかかわらずPR時間が延長しない患者は，心房-Hisの副伝導路がある可能性がある[3]．

● 文献

1) Holmqvist F, et al：Clinical outcome as a function of the PR-interval-there is virtue in moderation：data from the Duke Databank for cardiovascular disease. Europace. 2015；17（6）：978-85.
2) Nielsen JB, et al：Risk of atrial fibrillation as a function of the electrocardiographic PR interval：results from the Copenhagen ECG Study. Heart Rhythm. 2013；10（9）：1249-56.
3) Brechenmacher CJ, et al：Atrio-hisian fibers anatomy and electrophysiology. Pacing Clin Electrophysiol. 2013；36（2）：137-41.

本例への対応

ホルターや心エコーで異常は認められず，経過観察。

本例で学ぶべきこと

PR短縮患者の頻拍は多くないが，長期予後としてAFや心血管イベントを生じる可能性があるため経過観察が必要。

CASE 19 ジギタリス中毒

典型的なシナリオ通りに生じた
ジギタリス中毒

患者プロフィール

91歳，男性

主訴	労作時呼吸苦，下肢浮腫
現病歴	心不全と心房細動（atrial fibrillation：AF）で他院にてフォローされていた

【来院時】

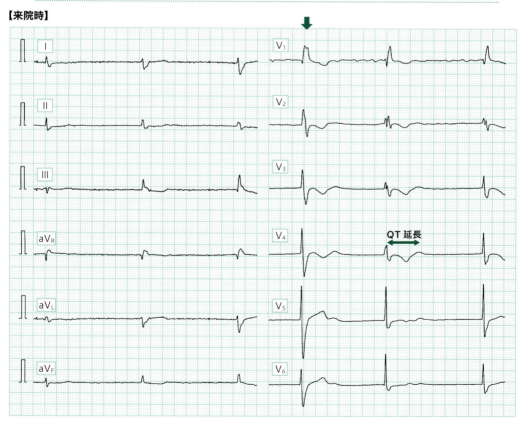

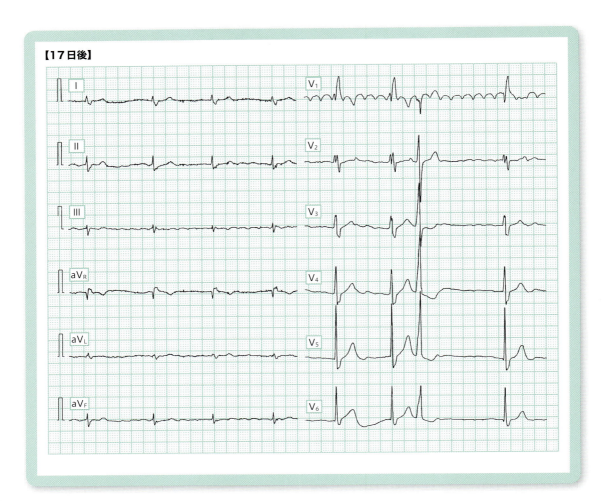

田 以前よりジゴキシン（ジゴシン®）0.25mg，フロセミド（ラシックス®）40mgとアスピリン（バイアスピリン®）100mgを内服していましたが，徐々に症状が増悪したため，紹介されました。来院時の心電図は心拍数37/分のAFで，広範囲にT波陰転を認めました。これはおそらくジギタリス効果だと思います。クレアチニンは0.95mg/dLと正常でしたが，ジギタリス濃度は2.3ng/mLと高く，カリウムも3.5mEq/Lと低めでした。すぐにジゴシン®を中止し，カリウム入りの補液を連日行いました。3日後，ジギタリス濃度は0.7ng/mLに下がり，17日後の心電図では，心拍数は59/分でT波陰転も正常化しました。高齢者にスピロノラクトン（アルダクトンA®）を用いず，ラシックス®でカリウムを下げ，ジギタリス製剤を0.25mgという昔の常用量を入れて中毒にさせてしまったという流れですね。

村 もうジギタリス製剤というのは第一選択で使いませんよね。ジゴシン®0.25mgは初めから禁忌ですね。ジギタリス中毒の心電図を得るために投薬しているとしか思えないですね。

田> そうですね。古い先生が古いやり方の処方をされましたね。いまはAFのレートコントロールにはβ遮断薬が主役で，不十分の場合にのみ少量のジギタリス製剤を追加します。

村> 古い先生（笑）。経験をたくさん積まれたと言い換えたほうがいいのではないでしょうか（笑）。

田> えーっと（笑），その経験を積まれた先生ですが，循環器がご専門ではありませんでした。AF＝ジギタリス必須と思われている先生がそういう年代にはおられるようです。

村> 処方されている薬をみると，本当に年代がわかりますよね。

田> たとえば，ジピリダモール（ペルサンチン®）とかは，もう循環器では使わないですね。

村> いま，ペルサンチン®を使うのは腎炎ですよね。しかし，一方で，ある疾患には使わなくなった薬でも，別の病気が出てくるとドンピシャリ現代風の処方だというのはありえますね。たとえばフレカイニド（タンボコール®）はCAST試験のあと，Ⅰc群としてはたくさん使われなかったけれども，運動をしてpolymorphic VTが出る小児のカテコラミン誘発多形性心室頻拍（catecholaminergic polymorphic ventricular tachycardia：CPVT）で，リアノジン受容体に……メカニズムはいま忘れましたけれども，有用であるということがわかって，ほかの薬剤ではなくタンボコール®ということになっているわけです。抗不整脈薬というのはチャネルの遮断という意味ではclass effectがあるけれども，さらにその薬剤ごとの独特な活かし方があるというのを最近の小児のCPVTでは思わせますよね。いまペルサンチン®の話をして，それを思い出しました。

さて，この患者さんでは，徐脈になっているときも，一部のQRSは心房由来の興奮かもしれません。RR間隔が一定なら房室ブロックのため，すべてのQRSが接合部より下位の調律である可能性が高いです。それからV$_1$をみると，来院時の心電図では心房細動波が小さいけれども，ジギタリスがwash outされた17日後の心電図では，細動波ではなくて粗動波のようにみえますよね。なぜこんなに変わったのでしょうか？　電極の位置ですかね。

田> ジギタリス中毒は心房筋にもきますかね。

村> なぜですかね。高齢になると心房筋の変性が大きいので，ジギタリス中毒でf波の大きさが変わるのかもしれないですね。

田> あと，QTがジギタリス中毒時に延長していますが，徐脈の影響でしょうか。ジギタリス効果ではQTが短くなるはずですけど。

村> そうですね。これは補充調律で，心室の調律だからではないですか。先生がいまおっしゃったようにQTの長さも違うし。ですから，胸部誘導で先生が目立ったなという印象を持って

おられるQT延長（⟷）は，心室補充収縮のST-Tをみているので…。

田▶ たしかに来院時の心電図で⬇以外のQRSはここに提示していない部分をみても比較的規則正しいので，高度の徐脈時にバックアップとして心室から出てくる補充調律ですね。しかし，もともと完全右脚ブロック（complete right bundle branch block：CRBBB）でwide QRSですので，それと心室補充調律とを区別しにくいです。

村▶ あと，これは大事ですよ。ジギタリス効果というのは，ジギタリス中毒でなくてもいいわけです。ジギタリス効果でST-Tが典型的には盆状型に低下しますが，この症例では，心室補充調律であることと，もともと完全右脚ブロック（complete right bundle branch block：CRBBB）型であることの2点から，ジギタリス効果の有無について論じることはできないと思うのです。

田▶ そうですね。ジギタリス効果はnarrow QRSの場合，わかりやすいです。この症例は徐脈以外，ジギタリス効果の読みがむずかしいです。

村▶ ところで，この方はクレアチニンが0.95mg/dLだけれども，腎機能はかなり下がっていますね。

田▶ そう思います。eGFRは検査していませんが。

村▶ いくつくらいでしょう…。50mL/minありますかね。

田▶ そんなにないと思います。90歳以上ですから。

村▶ そうですよね。見かけ上の活動度が低い患者さんでのクレアチニンの見方というのは注意が必要ですよね。それでは，本症例では，ジギタリス濃度が高いと予後が悪いという試験を調べて入れて下さい。

田▶ 了解しました。

ギモン

- ジギタリス濃度と慢性心不全の予後。

調べたこと

▶ 植え込み型除細動器（implantable cardioverter defibrillator：ICD）を植え込んだ1,020名で平均37カ月間，観察したところ，ジギタリス製剤使用群で死亡率が増えた[1]。

▶ EFが低下した心不全患者では，ジゴキシン濃度0.5〜0.7ng/mLがよい[2]。

文献

1) Erath JW, et al：Effects of digitalis on mortality in a large cohort of implantable cardioverter defibrillator recipients：results of a long-term follow-up study in 1020 patients. Eur Heart J Cardiovasc Pharmacother. 2016；2（3）：168-74.
2) Adams KF Jr, et al：Dose response characterization of the association of serum digoxin concentration with mortality outcomes in the digitalis investigation group trial. Eur J Heart Fail. 2016；18（8）：1072-81.

本例への対応

ジゴシン®を中止し，カリウム入りの補液を連日行ったところ，ジギタリス濃度が正常化して徐脈も改善した。

本例で学ぶべきこと

AFのレートコントロールにはβ遮断薬が主役で，不十分の場合に少量のジギタリス製剤を追加する。高齢者では，クレアチニンが正常範囲であっても，電解質異常（特に低カリウム血症）でジギタリス中毒をきたしやすい。ジギタリス効果はnarrow QRSではわかりやすいが，心室補充調律では読みにくい。

CASE 20 急性心膜心筋炎

NSAIDで5日後にCRPが陰性化した急性心膜心筋炎

患者プロフィール

27歳，女性

- 主訴　　胸痛，高熱
- 現病歴　3日前より上記の症状が続くため来院

【来院時】

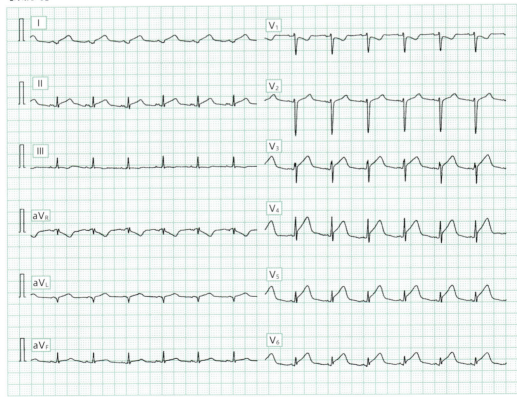

CASE 20　急性心膜心筋炎

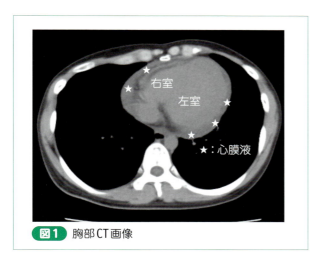

図1　胸部CT画像

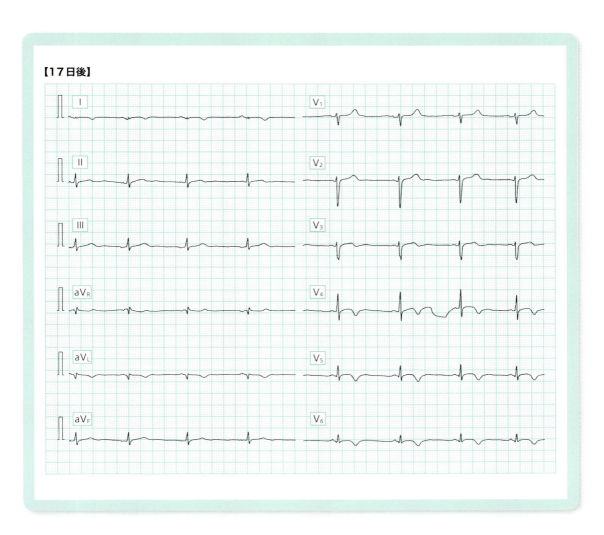

【17日後】

田▶ 来院時の心電図ですが，心拍数は99/分の洞調律で広範囲にST上昇（0.1〜0.3mV）を認めました。血液検査はAST（GOT）45U/L，CK 346U/L，CKMB 27.6U/L，CRP 5.5mg/dL，WBC 11,130，NT-proBNP 8,146pg/mLでした。心エコーはEF 64%ですが，左室壁運動はびまん性に軽度低下し，全周性に15mm前後のecho-free spaceを認めました。CT（図1）でも全周性に8mm前後の心膜液貯留を認め，以上より急性心膜心筋炎と診断しました。非ステロイド性抗炎症薬（non-steroidal anti-inflammatory drug：NSAID）のみを使用しましたが，著効を示し，5日後に血液検査が正常化しました。17日後の心電図は心拍数60/分の洞調律でST上昇は改善し，T波陰転を認めました。

村▶ 虚血が起きない年齢の方でのST上昇で，急性心膜炎を考えることは非常に大事ですが，そう思った患者さんに出会ったとき，ペア血清のためのコクサッキーなどの採血をすべきですか？　抗体が上がってくるのを後でみるために，ベースラインをすぐにとっておかなければいけないわけですけれど。私はやったことがないのですが，診断するにはあとからとっても弱いわけですよね。少なくとも血清だけはパッととっておかないといけないのですかね。

田▶ ウイルス血清抗体価に正常値はありません。先生がいわれたとおり，ペア血清といって回復期（発病後2，3週間後）の抗体価が急性期のそれよりも4倍以上であった場合，そのウイルスに感染したと推定します。

村▶ でも，先生あまりやらないでしょ？

田▶ はい…。場合によっては行いますが，電子カルテでウイルスの項目にたくさんチェックをしないといけません。その項目が非常に多く，まず，保険で切られますね。

村▶ 発症早期に行うべき採血が，あとからになってしまうこともあります。ほかの病院ではどうしているのでしょうかね…。

田▶ 急性心膜炎の原因はたくさんあります。特発性，細菌性，結核性，ウイルス性（コクサッキーA・B，インフルエンザなど），真菌性，リウマチ性，尿毒症性や開心術後，放射線照射後などあります。よって，ウイルス血清抗体価以外もチェックすべき項目が多すぎますね。

村▶ 頻度的には90何％ウイルス性ですよね。あとは細菌性なんてほとんどないし，癌というのも少ないし。

田▶ それらのうち，結核性と開心術後は遠隔期に慢性収縮性心膜炎を起こしやすいとされています。

村▶ 開心術後はありますよね。カテーテルアブレーション後とかもね。そういう"いかにも"とい

う以外に，普通の人の急性感染というのはウイルスですよね．aV_Rとv_1を除いたら，それ以外は全部上がっているという点では，典型的な心電図ですね．

田▶ それと，頻拍で，low voltage気味ですね．

村▶ それもありますね．だけどむずかしいのは，急性心膜炎でこんなにSTが上がっている人は少ないという点ですよね．

田▶ そうですね．通常は「少し上がる」という感じですかね．

村▶ 最初はわかっていないですよね．CRP 5.5mg/dLというのも，心膜炎としては上がっているほうですね．先生の経験としてはどうですか？

田▶ CRPは原疾患にもよると思いますが，私の経験では細菌性で20mg/dLまで上がったことがありました．それ以外も5mg/dL以上はあったと思います．

村▶ ありますか．あと，本例の心エコー図はありますか？　というのは，先生は心臓のCTの専門家だからよいのですが，これ(図1★印)，水ですよね．CTでは，心筋と水のコントラストは，エコーほどはっきりしないです．fatではないから，わかるといえば，わかるか．

田▶ エコーも撮っているのですが，この場では全体をパッとみられないのでCTを提示しています．エコーでは全周性に約15mmのecho-free spaceでしたが，CTでは半分くらいが水でした．

村▶ わかりました．急性心膜炎のときに注意しなければいけないことはなんでしょう？　NSAID以外に気の利いた治療はないということですか？　あと，痛みが強くないときに，NSAIDを使うと治癒が遷延するという論文がありますね．

田▶ そうですか．

村▶ はい．でも，本当にそうだろうか．心膜炎で痛みが強いときはNSAIDを使うけれども，治癒のプロセスとして，症状が強くない人にNSAIDを使うメリットがあるだろうか…．痛みが強くなかったら使わなくていいという話を聞いたことがあります．

田▶ 急性心膜炎は胸痛と発熱を主訴とすることが多く，NSAIDはどうしても使いますが…．

村▶ 症状が強くない人に使うと，かえって治癒のプロセスで損をするという説があるのです．

田▶ 治りにくくなってしまう，と．

村▶ はい．

それから，急性心膜炎は外来で治療できますが，再発することがあるようです。悪くなっていって。私は経験がないのですけれども，先生はありますか。

田▶ ウイルス性は再発しやすいとされていますが，私の経験ではあまりないですね。海外では再発が問題になっているようです。

村▶ 実際経験している人は周囲にはあまりいませんよね。どういう人を入院させて，どういう人を外来で診る，といった基準はありますか？

田▶ 特発性では少ないですが，ほかの原疾患では心タンポナーデを起こすことがありますので原則，入院させています。

村▶ そのほうが安心ですよね。採血もできるから。私もこのくらいCRPが高くて，effusionがみえている人は入院させたほうが安心だとは思います。けれども，会社員の人などは仕事を休めないからと，すぐに帰宅してしまうのですよ(笑)。

田▶ そうですね(笑)。
ほかに，心電図が経時的変化を示す疾患に急性心筋梗塞(acute myocardial infarction：AMI)，肺血栓塞栓症やたこつぼ心筋症などがあります。ただし，急性心膜炎はほかと異なり，かなり長期的な経時的変化を示しますよね。

村▶ そうですね。ですから，心膜炎だけの病気というのは本来ないという話がありますよね。必ず心筋にもウイルスの影響があるものが，本当の心膜炎であるという説もあります。
医師国家試験レベルでは，体動での心膜摩擦音の差について書いてあります。本当にちゃんとeffusionをどけて，擦れる音を聞くと，locomotive murmurという音，ロコモティブは機関車の音ですが，すごい音が聞こえるのです。先生は聞いたことありますか？

田▶ 大きくガサガサっていう感じですね。数回あります。

村▶ あまりの音の大きさにビックリしませんか。私も心音，心エコーの専門家の先生が，「こうやって聞くんだよ」といって患者さんの身体を起こして，水を少なくし，心膜を擦らせてその音を聞いたら，「これが本物なんだ」と思ったことがあるんです。体動を変えないで，心膜摩擦音のカサカサしている音で心膜炎だと思うと，実は本格的な雑音は聞いていないのかもしれません。本当の音はすごいのですよ。

ギモン

- 急性心膜炎で痛みが強いときにNSAIDを使用することはあるが，症状が強くない患者に治癒のプロセスの面でNSAIDを使うメリットはあるか。

調べたこと

- 特発性心膜炎に対するNSAIDの投与は疾患のプロセスを改善しない。出血リスクに気をつける[1]。
- 特発性（ウイルス性）急性心膜炎はNSAIDとコルヒチンを用いても再発率が20〜30％あり，NSAIDの使用期間が臨床的課題である[2]。

● 文献
1) Schwier NC, et al：Non-steroidal anti-inflammatory drugs and aspirin therapy for the treatment of acute and recurrent idiopathic pericarditis. Pharmaceuticals (Basel). 2016；9(2)：17.
2) Schwier NC, et al：Pharmacotherapy update of acute idiopathic pericarditis. Pharmacotherapy. 2015；35(1)：99-111.

本例への対応

特発性の急性心膜心筋炎と思われ，NSAIDのみを使用したところ，5日間で著効を示した。その後，1.5年経過したが再発はない。

本例で学ぶべきこと

急性心膜心筋炎の原因は多岐にわたるが，特発性（ウイルス性）に長期的なNSAID投与は控える。本症例の心電図はかなり長期的な経時的変化を示す。

CASE 21 高カリウム血症

高カリウム血症に徐脈＋テントT＋P波平低化を示した慢性腎不全

患者プロフィール

80歳，女性

主訴	なし
現病歴	高度の大動脈弁狭窄症と慢性腎不全（血液透析導入前）でフォロー

【来院時】

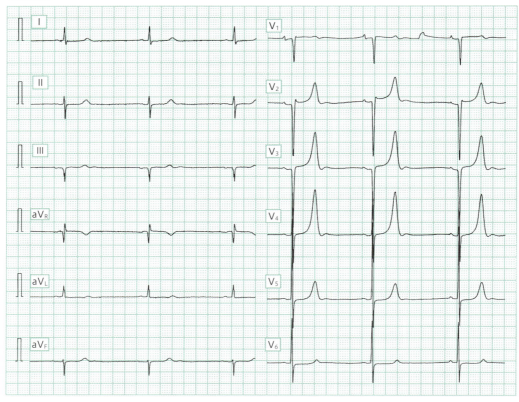

CASE 21　高カリウム血症

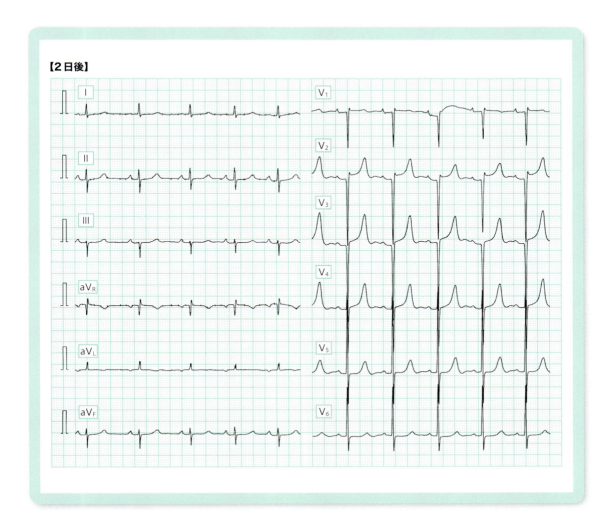

【2日後】

田▶ 症状はありませんが，ルーチンの心電図で心拍数42/分の徐脈，P波の平低化とテントTを認めました．血液検査はクレアチニン5.62mg/dL，カリウム6.5mEq/Lでした．イオン交換樹脂のポリスチレン（アーガメイト®ゼリー）3個分3毎食後内服にて2日後にカリウムは5.1mEq/Lに下がりました．そのときの心電図ですが，心拍数73/分でT波はまだ少し高いですが，あまり尖鋭ではなくなりP波は正常化しました．ほかに，QS（V_1–V_3）が認められましたが，心エコーは軽度の左室肥大と前壁中隔の軽度壁運動低下（EF 63%）で，大動脈弁口面積は0.7cm^{2}でした．

村▶ 心拍数は，カリウムが低いときは増え，高いときは減る傾向にあります．しかし，これがイオンチャネルレベルで，ペースメーカのレートとしてどのようなメカニズムなのかというのは，本当は非常にむずかしいので教科書にははっきり書かれていないですね．この点につい

て，イオンチャネルのエキスパートに説明してもらったことがあるのですが，そちら方面のプロではない人に説明するのはむずかしいようです．ですから，洞結節のペースメーカの……というのは，いまだにすごく謎がある状況なので，わかりやすく書いている本は間違いなのです(笑)．わかりにくいもの，というのが正しいのです．とりあえず，傾向として，低カリウム血症では洞結節レートはやや高くなるし，高カリウム血症では遅くなるという傾向だけ知っていればよいのではないかと思います．

それから，T波の高さに関する異常値の基準はないのです．

田▶ それはかなり意外ですね．T波はR波の10%以上の高さが必要で，それ以下であれば平低T波といいますが，高くても問題ないということですね．

村▶ はい．私が作った「T波のルール」というのを，先生にお話したことありましたか？

田▶ いいえ．

村▶ 「T波の上に指を乗せるとチクチク痛くなりそうなものは高カリウム血症のT」，先生にこれいいましたか？

田▶ 聞いたことあるかも……(笑)．

村▶ いつも同じネタを使っているから(笑)．ともかく，本例の最初の心電図は痛そう．どんなにT波が高くても，手から血が出てこなさそうな痛そうでないものは，異常ではないのです．それからみると，先生，2日後に治ったときのT波もまだ少し尖っていますね．ですから，このときもカリウムは5.1mEq/Lと少し高いのですかね．

田▶ たしかに．

村▶ まだ高いのですよ．ですから，治ったときとはいえ，まだ高カリウムのT波だと思いますよ．でも，痛くなさそうになっています．尖りが減っていますね．

田▶ はい．一方，P波は明らかに低かったのが正常化して高くなっていますね．

村▶ そう，心房筋の興奮はカリウム濃度に依存するので，高いと心房筋の興奮性がかなり落ちてきているのですね．もうちょっとカリウムが高くなったら，sinoventricular rhythm (洞室調律) になりますよ．つまり洞結節が興奮して，preferential pathwayを通って，洞結節まで興奮は伝わるから周期的な興奮だけど，心房が興奮しないのでP波がなくて，一見，接合部調律のようにみえる高カリウムの特徴的な所見です．この患者さんは，sinoventricular rhythmの手前という意味で興味深いですね．P波があと一歩で消えていく．そのままじっとみていたら，先生，sinoventricular rhythmの心電図がとれたかもしれないですよ．

田 いや，そういうわけにはいきません（笑）。sinoventricular rhythm は P 波の消失と，正確な RR 間隔を持つ幅広い QRS 波形が特徴ですが，あまりお目にかかったことはありません。

村 ですよね。
それから，高カリウム血症のときに，緊急で何を使うかというのは医師国家試験によく出るのです。

田 カリウムの心筋に対する作用の拮抗薬はグルコン酸カルシウムです。

村 グルコン酸カルシウムがなぜ高カリウム血症に効くかというのは，膜安定化作用という説明がされているのですが，実際のイオンチャネルレベルとか膜電位のことは，教科書には詳しくは載っていません。その次に早いのが GIK 療法。その次は透析しかないですかね。あと何でしょうか。

田 イオン交換樹脂もあります。ただし，効くまでに時間がかかりますけど。

村 透析まで間に合わなかったら，使ったほうがいいですよね。それは腎不全の慢性期に飲むものと同じものでしたか？

田 はい，同じです。イオン交換樹脂は飲みにくく，患者さんのアドヒアランスがあまりよくないのですが，今回使用したアーガメイト®ゼリーは飲めるという患者さんが多いです。

村 では，高カリウム血症のときに緊急度に応じて何を使うかというのも，優先順位を入れて示して下さい。

ギモン

■ 高カリウム血症の緊急度に対応した治療法とは。

調べたこと

❶ カリウムをシフト
1. 塩化カルシウム（10％）500〜1,000mg を 2〜5 分で静注。
2. 炭酸水素ナトリウム 50mEq を 5 分かけて静注。
3. ブドウ糖 25g と 10 単位のレギュラーインスリンを 15〜30 分かけて静注。

❷カリウムを体外へ除去[1]
  1. フロセミド40〜80mg静注。
  2. イオン交換樹脂をソルビトールに溶解して，経口または注腸。
  3. 血液透析。

● 文献
1) AHAガイドライン2005.

本例への対応

慢性腎不全の高カリウム血症による典型的な徐脈＋テントT＋P波平低化であるが，イオン交換樹脂で改善した。

本例で学ぶべきこと

T波の高さに関する異常値の基準はない。高カリウム血症時にみられるテントTは，T波の上に指を乗せるとチクチク痛くなりそうなTである。

CASE 22 高T波と非特異的ST−T変化

"T波の上に指を乗せてもチクチク痛くない"
高T波と中年以降の女性に多い非特異的ST−T変化

患者プロフィール

67歳，女性

主訴	なし
現病歴	高血圧症と脂質異常症でフォロー

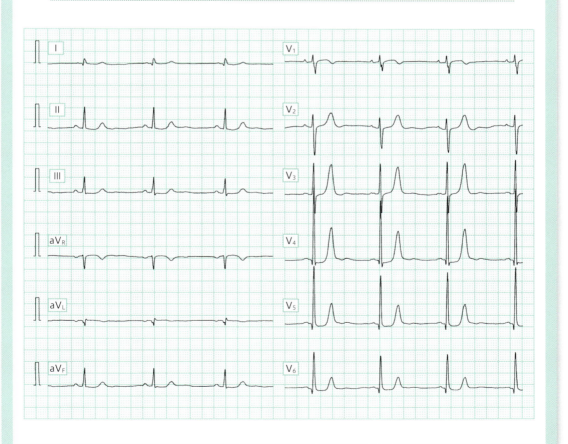

田▶ 約7年前から診ている患者さんです。毎回，T波が高いですが，カリウムは4mEq/L前後で推移しています。このT波は尖鋭ではなく，テントTではないと思います。ほかにST低下もありますが，ずっと不変です。

村▶ 肢誘導ではT波が尖っていないですね。胸部誘導のTはかなり痛そうですけど，4mEq/Lなんですか？ あと，STが下がっている理由が見つからなかったわけですね。この方の場合は心室の活動電位の個性でしょうか。活動電位の内膜側から外膜側まで，ある程度の約束事があるのですが，たぶんそれぞれの遺伝子的な背景に沿って個体差が出るので，どうしてもSTが下がる人や，ST部分がちょっと高くなる人がいるのだと思います。
もう1つ，STが下がるのにP波つまり，心房の再分極過程に伴うST低下というのもあります。これは一般には運動負荷のときに気になるものであって，この方の場合はそういうのは関係ないでしょうね。心房の活動電位の長さから考えると，関係ないです。
先生は何かこのST低下にご意見ありますか？

田▶ ST-T変化を生じる疾患で最も頻度が高いのは非特異的ST-T変化です。中年以降の女性に多くみられ，問題ないとされていますが，冠動脈疾患や心肥大などを除外する必要があります。

村▶ 先生は，このSTに意味があるかないかというのは，経過を7年間診ているから，ある程度断定できるわけですからね。しかし，1枚の心電図だけではわからないですね。

田▶ はい。ST-T変化は，以前と変化したか否かが大事です。変化すれば心筋梗塞後などを念頭に置きます。ST-T変化は，非特異的以外にも心筋梗塞，心肥大，肺血栓塞栓症，ジギタリス効果，急性心膜心筋炎，低カリウム，たこつぼ心筋症や，くも膜下出血など多くの疾患で生じますので，1枚の心電図だけでは診断できません。

村▶ 非特異的ST-T変化というのは，よくわからないということですね。

田▶ そうですね。原因は不明ですが，問題ない変化ということです。ただし，そのためには，心エコーや心カテなど全部やって上記の疾患を否定する必要があります。

村▶ この方は，7年間の経過観察が保証してくれるでしょうね。
でも，女性は閉経後10年くらい経って60歳くらいになると，今度は冠動脈の問題が出てきます。これまでは非特異的だと思いますが，67歳になっておられますから，これから冠動脈をみたら虚血があるかもしれませんね。

田▶ そうですね。ずっと非特異的ST-T変化と診断するためには，数年ごとに冠動脈の評価などを行う必要がありますね。つまり運転免許のように診断も更新制にしないと……(笑)。

村▶ 以前は何らかの特徴的な症状とか，心不全から冠動脈をバンバンみるのはどうかと思ったけれども，冠動脈疾患の有病率が上がっている現状だと，非特異的だと思ってもこの症例のようにリスクがあったら，何らかの機会で冠動脈CTをみるというのは意味があります．心電図が非特異的であるということをわきまえたうえで，冠動脈をみるのはいいです．

田▶ 本当にそうですね．"非特異的"というあいまいな言葉でスルーし続けるのは問題ですね．

村▶ ところで，高T波で思い出しましたが，冠動脈の超急性期T波ってありますよね．先生はみたことありますか．

田▶ かなりタイミングがよくないとお目にかかれませんが，1回くらいあります．ST上昇型心筋梗塞（ST elevation myocardial infarction：STEMI）発症直後に超急性期T波が認められ，数分〜数時間でSTが上昇し，数時間〜24時間以内に異常Q波が出現します．

村▶ はい．さて，この症例に因んだ文献はどうしますかね．運動負荷の女性のSTは皆知っていますものね．知らないかな……．

田▶ 中年女性にみられる運動負荷心電図の偽陽性ですか．

村▶ そうそう．いまの若い人で知らない人いますか？

田▶ 知らない人，けっこういるかも．

村▶ では，それでもいいですね．

ギモン

■ 中年女性における運動負荷心電図の偽陽性について．

調べたこと

▶ 一般の若年・中年を対象としたスクリーニングテストの負荷心電図は，陽性でも正常冠動脈例（偽陽性）が多く含まれる[1]．

▶ 運動負荷心電図は，女性で冠動脈疾患の予測精度が低下し，特に左室容量が小の女性では偽陽性が多い[2]．

●文献
1) 日本循環器学会：慢性虚血性心疾患の診断と病態把握のための検査法選択基準に関するガイドライン．2010年改訂版．
2) Siegler JC, et al：The accuracy of the electrocardiogram during exercise stress test based on heart size. PLoS One. 2011；6(8)：e23044.

本例への対応

高T波であるが，尖鋭ではなく，カリウム値も異常なかった．ST低下は非特異的ST-T変化と考えられ，7年間不変のため経過観察中．

本例で学ぶべきこと

T波は高くても先鋭でなければ問題ない．非特異的ST-T変化であっても，年齢とともに冠動脈疾患を合併する可能性があるため，冠動脈CT施行が望ましい．

CASE 23 高度の低P波

将来的にSSS発症が懸念される高度の低P波

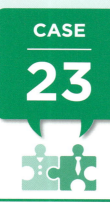

患者プロフィール

46歳，女性

主訴	なし
現病歴	検診でかなりの低P波を認めたが，いままで症状なし

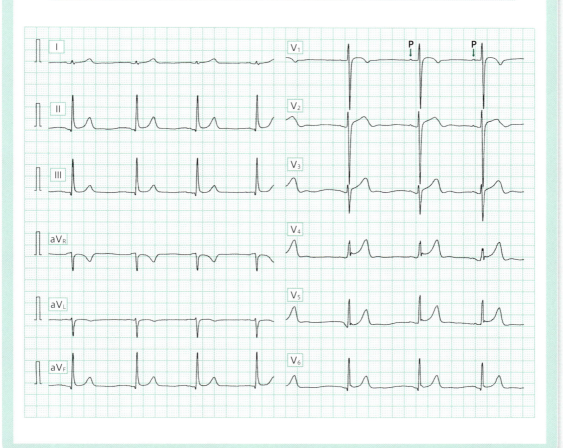

田▶ 心電図は心拍数54/分の洞調律で，P波の高さは極めて小でした。ほかに広範囲のST上昇を認めましたが，毎回不変のため，早期再分極だと思います。カリウムは4.1mEq/Lと正常でした。

村▶ もうちょっと高齢の80歳，90歳の方では，心房筋の興奮できるところが少なくなる，心房変性が広範な患者さんはみたことがあるのですが，40歳代の方でこういう心電図というのは……。
この方は非常に特徴的です。すべての誘導でP波が小さいということは，もう興奮できる心房筋が少ないということです。心房筋の変性はだんだん広範になってくると，中隔レベルだけ残るらしいです。ですから，接合部調律になってしまいがちです。

田▶ そうでしたか。P波の平低化ですが，**CASE 21**（86頁）のように高カリウムで下がるのは要注意です。しかし，カリウム値さえ異常なければ，P波は多少低くてもひっくり返っていても，問題ないかなと思っていました。

村▶ だんだん興奮できる心房筋がなくなってしまうということは，同様に洞結節も変性が進んでいる可能性がありませんか？　そうすると，将来的に洞不全症候群（sick sinus syndrome：SSS）にならないかな。

田▶ たしかに。P波が完全になくなったらSSSで徐脈になりますね。

村▶ はい。P波が小さいということはSSSの進行を予測させる因子であるかどうかというのを調べましょうか。経験的には，やはり高齢者の場合はあります。
P波にしろQRSにしろ，定量的にいくつ以下なら異常だと判断するのはむずかしいです。誘導全体を見て，興奮できる心房や心室の量はどうか，おおざっぱに感じることが大事です。ということで，調べるヒントになる患者さんでした。（笑）。

田▶ わかりました。

ギモン

■ P波が小さいことはSSSの進行を予測させる因子か否か。

 調べたこと

▶ 下壁誘導のP波高が，イソプロテレノール静注によって増加しにくい場合は，心臓電気生理検査法で求める修正洞結節回復時間（corrected sinus node recovery time：CSNRT）550msec以上よりもSSSと診断しやすい[1]。

▶ SSSにみられるP波の体表面加算心電図における振幅小は，洞房結節周囲の心房筋傷害による[2]。

● 文献
1) Park JK, et al：Combined algorithm using a poor increase in inferior P-wave amplitude during sympathetic stimulation and sinus node recovery time for the diagnosis of sick sinus syndrome. Circ J. 2015；79（10）：2148-56.
2) Takase H, et al：Role of the low amplitude potential in the initial P wave signal-averaged electrocardiogram [corrected] in sick sinus syndrome. Circ J. 2006；70（8）：985-90.

本例への対応

ホルター心電図などにより注意深い経過観察が必要である。

本例で学ぶべきこと

P波が極めて小であれば，心房筋と洞結節の変性が考えられ，将来的にSSSの発症が懸念される。

CASE 24 低カリウム血症によるQT延長

torsades de pointes を生じなかった高度の低カリウム血症によるQT延長

患者プロフィール

82歳，女性

- 主訴　食思不振と嘔吐
- 現病歴　高血圧症と2型糖尿病でフォロー。2週間前より上記の症状があり，入院

【来院時】

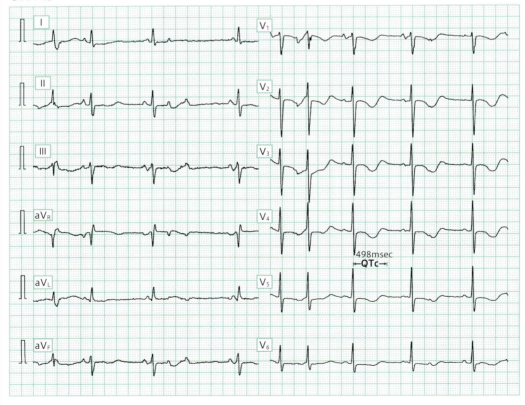

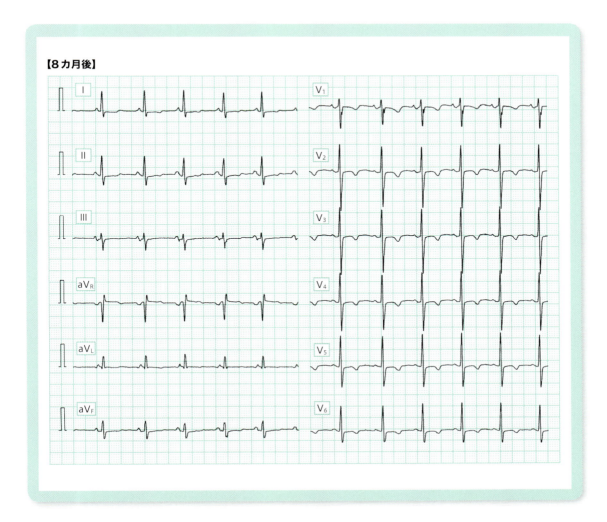

【8カ月後】

> 田 心電図は心拍数71/分の洞調律で，広範囲のT波陰転とQTc延長（498msec）を認めました。血液検査はカリウムが1.7mEq/Lと大変低値でした。心電図は2枚しかありませんが，約8カ月後にカリウムは3.9mEq/Lで，T波陰転のままですがQTcは404msecと正常化しました。

> 村 いまはたった1剤だけでも二次性のQT延長症候群を起こすような薬剤を投与するのは注意しますよね。たとえば抗不整脈薬のⅠa群や，Ⅲ群薬のベプリジル（ベプリコール®）を投与するときです。
> 　興味深いことに，抗不整脈薬による二次性QT延長症候群は，遺伝子異常を伴わないけれども，それ以外の薬剤，マクロライド系抗菌薬とか，抗真菌薬とかで二次性QT延長症候群を起こす人は，カリウムチャネルの遺伝子異常などを伴っている頻度が高いらしいのです。低カリウム血症というのは，それだけでもQTが延びますよね。

さらに今回の症例は高齢女性であるということも大きいです。高齢女性の低カリウム血症ですから，よけいに二次性QT延長症候群を起こしやすいですよね。なぜ女性が起きやすいのでしょうか？　よくいわれますよね，二次性QT延長症候群は女性って。

田▶高齢者によくみかけられる低栄養と嘔吐でカリウムが低下したものと思います。カリウムが下がるとなぜQTが延長するのですか？

村▶ほかにもあるのかもしれないけれども，いちばん単純なメカニズムとしてカリウムは，内向き整流カリウム電流のIK1の活性化を損なうので，低下すると再分極が遅くなり，活動電位が長くなり，そのままQTを延ばすというメカニズムがあります。

あと，この方はカリウムが3.9mEq/Lと，低カリウム血症が治ったときも陰性Tなのは，何かメカニズムがあるのでしょうか？　本来はST-Tが正常であっても，低カリウム血症のみでこういうSTが下がる形はありえます。ですから，このあと正常化したというのでも別にストーリーとしてはおかしくないのではないですかね。

田▶はい。ただ，カリウムが正常化してもT波陰転のままなので，このT波陰転はカリウムと無関係で，虚血と思われます。高血圧症と2型糖尿病の82歳ですから。あと通常，高カリウムではテントTになり，低カリウムでは逆にST-Tが下がりT波のあとのu波が顕著化しますね。さらに大事なことは，低カリウムでQT延長のときにtorsades de pointes（TdP）という，心室細動（ventricular fibrillation：VF）に至りやすい心室頻拍（ventricular tachycardia：VT）を起こすことがあります。しかし，個人的にその頻度はそれほど多くはないように思うのですが。

村▶そうなった人は，医者の目に触れないところで亡くなってる可能性がありませんか？　たとえば，低血糖の患者さんというのは，糖尿病治療をして低血糖を起こして亡くなったら，病院までおいでにならないではないですか。それと同じで，このような低カリウム血症のTdPの方は，しばしば院外で致死的となっておられるのかと推測します。

田▶え〜っ，そうなんですか！　カリウムは高くても低くても危険な不整脈を起こすんですね。いままで低い方は少しだけ安心していました。

村▶先生の目の前でTdPを1日に8回くらい起こす患者さんがいたとしたら，非常に微妙なゾーンなのだと思います。ワルファリン（ワーファリン）を使っていて脳出血を起こした患者さんは，循環器内科にはこなくて神経内科か救急で診ているから，循環器内科の医者がワーファリンの脳出血をすべて確認できていないのと同じだと，よく最近いわれますよね。

田▶本当にそうですね。ワーファリンの脳出血は，直接他科または他病院に行かれますね。いずれにしても低カリウムは，いままで以上に気をつけます。

村: 「僕たちが面倒みたんだよ」って神経内科の先生が循環器内科の先生をいじめるでしょ（笑）。あれと同じだと思いますよ。かなりいます。稀ならず，最初の低カリウム血症のエピソードがVFになって亡くなっています。

田: はい，突然死したQT延長の患者さんの多くは初回のTdP発作といわれています。

ギモン

■ 女性に二次性QT延長症候群が起きやすいのはなぜか。

調べたこと

▶ QTcは性差があり，男性は450msec以上，女性は460msec以上であればSchwartzらの診断基準を用いてQT延長症候群と診断する[1]。

▶ 薬剤性QT延長とそれによるTdPは女性に多い[1]。

▶ プロゲステロンや交感神経緊張はQT時間を短縮させる[2]。

▶ 20〜41歳の健常人58名の研究で，プロゲステロンやテストステロンはQT時間を短縮させる[3]。

● 文献

1) 日本循環器学会：QT延長症候群（先天性・二次性）とBrugada症候群の診療に関するガイドライン．2012年改訂版．
2) Nakagawa M, et al：Influence of menstrual cycle on QT interval dynamics. Pacing Clin Electrophysiol. 2006；29（6）：607-13．
3) Rodoriguez I, et al：Drug-induced QT prolongation in women during the menstrual cycle. JAMA. 2001；285（10）：1322-6．

本例への対応

カリウムが低くてQT延長をきたしたが，今回はTdPを生じなかった。約8カ月後のカリウム正常時にQTは正常化していたが，T波陰転は不変であった。これは虚血によるものと考えた。

本例で学ぶべきこと

低カリウム血症によるTdPの患者に出会うことが少ないのは，来院前に患者が亡くなることがあるためと思われる。

CASE 25 心拍数上昇でST低下

ダブルマスタでST低下が少し遷延した重症3枝病変

患者プロフィール

44歳，男性

主訴	労作時呼吸苦，左上腕痛と左肩痛
現病歴	冠危険因子は喫煙（30本×15年）のみで，約1カ月前より症状があるため来院

【安静時】

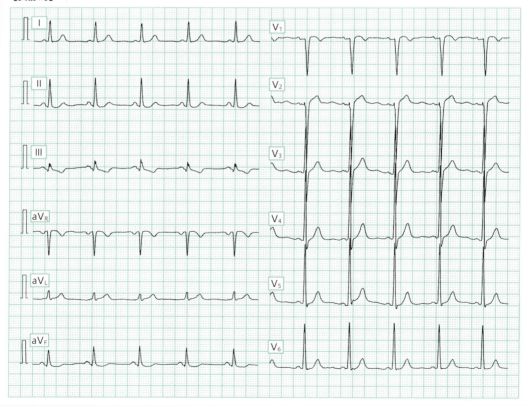

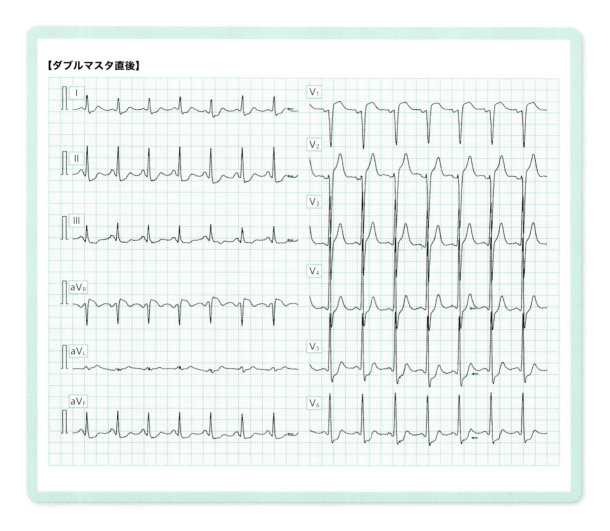

【ダブルマスタ直後】

田 ― 安静時の心電図は，心拍数78/分の洞調律で高電位差のみと，正常でした．マスタ2階段試験（ダブルマスタ）を行うと，心拍数111/分まで上昇しましたが，直後の心電図で広範囲の水平型ST低下（最大0.3mV）を認め，7分間続き，陽性でした．心カテを行うと右冠動脈#2が90％狭窄，左前下行枝#6が閉塞，左回旋枝99％狭窄と重症3枝病変のため，冠動脈バイパス術（coronary artery bypass grafting：CABG）をお願いしました．

村 ― この方は，陳旧性心筋梗塞（old myocardial infarction：OMI）はないですね．

田 ― そう思います．

村 ― つまり，あとでエコーを撮ってみたら動いているわけですよね．

田 ― はい，左室壁運動異常はありませんでした．

村▶ 先生，検査オーダを出したとき，つまり負荷をかけるときに陽性が出そうだなと思われましたか？　先生がかけていないかもしれないけれども…。

田▶ この患者さんは私の担当ではありませんでした。ただ，44歳で冠危険因子は喫煙だけでしたが，症状から私もダブルマスタをオーダしていたと思います。STは水平型にけっこう下がり，7分も続きましたが戻ってよかったです。戻らなければ梗塞をつくってしまうことになります。ダブルマスタは医師が立ち会わなくてもよいという点では簡便ですが，心電図モニタや血圧計をつけないのでちょっと危ない検査ですよね。

村▶ この患者さんに運動負荷はかけたほうがいいと思います。

田▶ そうですよね。

村▶ というのは，冠動脈CTにしても，冠動脈造影をするにしても，コストや手間がかかるので，どうみても正常冠動脈の方にはしませんが，運動負荷試験というのは1つの診断的なツールとしてはずっと残ると思います。でも本来，運動負荷試験は「冠動脈疾患がない」ということを示すための検査です。あまりバンバン陽性が出るのはまずいけれども，たまに出るのはもう仕方がないと思います。
この方は，リスクファクターが少なかったことを考えると，運動負荷試験を行うという判断はおかしくないと思います。結局，これは3枝病変でしたね。

田▶ はい。3枝病変は左室の動きが悪いため，運動で血圧が下がり，胸痛よりも呼吸苦といいますよね。

村▶ 答えを知ってからだと，そういえばそうですね。しかし，放散痛がありましたね。やはり胸痛も起きていたと思います。

田▶ 私もそう思います。あと重要なのは，不安定狭心症（unstable angina pectoris：UAP）のような方にとどめの運動負荷試験を行うと，急性心筋梗塞（acute myocardial infarction：AMI）を起こしてしまうということです。

村▶ そうですね。UAPに運動負荷試験は禁忌です。

田▶ 昔から国家試験でも禁忌とされていますよね。それでもつい，診断をつけるためにやってしまう先生がいるようです。循環器専門医でも…。

村▶ たとえば会社の医務室で，忙しい方に大きい病院を受診してもらったりとか，冠動脈の評価を冠動脈CTでやるために紹介するかどうか微妙だから運動負荷試験で確認したくなります。それでもダブルマスタは避けたいです。先生の病院でいまはダブルマスタはやっていないのでしょ？

田 ▶ やっていますけど。

村 ▶ ん？ やっています？ 運動負荷試験はトレッドミルのみがいいですよ。

田 ▶ う〜ん，トレッドミルは少し手間暇がかかり，ダブルプロダクト（心拍数×収縮期血圧）を20,000以上かけるため，けっこう危なくないですか。私はトレッドミルの代わりにホルターなどで症状が出るよう，階段や坂道を昇って頂きます。

村 ▶ トレッドミルをやる／やらないで本に書いてしまうと，いろいろボロが出てしまうかも（笑）。

ギモン

■ 運動負荷心電図検査の危険度。

調べたこと

▶ 循環器を専門とする97施設で施行したマスタ2階段試験（総件数82万7,669件）で死亡（2件），除細動器使用（2件）および心筋梗塞発症などによる緊急入院（8件）などが報告された[1]。

● 文献
1) 村山正博，他：日本心電学会運動負荷心電図の標準化に関する小委員会1994年報告．我が国における運動負荷心電図検査の実態．心電図．1996；16：185-208．

本例への対応

ダブルマスタが陽性で，心カテを行うと重症3枝病変のため，CABGを行った。

本例で学ぶべきこと

冠動脈疾患の有無をみるための運動負荷試験は，ダブルマスタではなくトレッドミルが望ましい。UAPに運動負荷試験は禁忌。3枝病変は運動負荷で血圧が下がり，胸痛よりも呼吸苦を生じることが多い。

CASE 26 心拍数上昇で高度のST低下

もともと軽度のST−T変化があり，心拍数上昇時に高度のST低下を認めた0枝病変

患者プロフィール

79歳，女性

主訴	動悸
現病歴	約2カ月前に他院で心カテを受けるも異常はなかった。胸痛なし

【安静時】

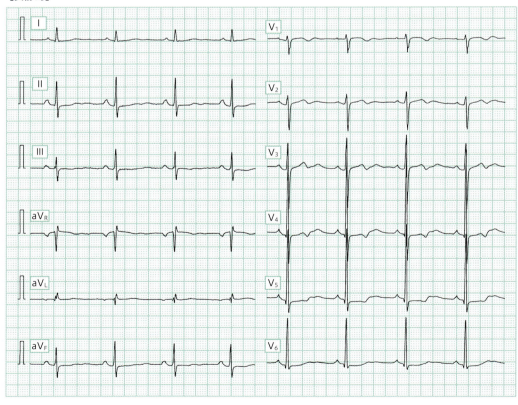

CASE 26 心拍数上昇で高度のST低下

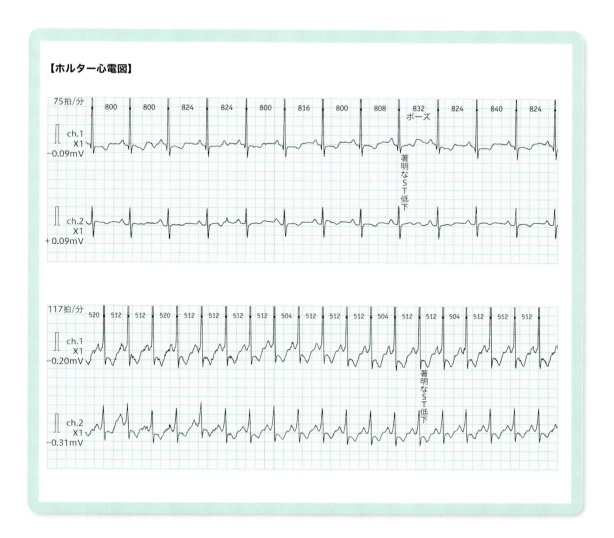

【ホルター心電図】

田： 安静時心電図は心拍数60/分の洞調律で，高電位差と軽度のST-T変化を認めました．ホルターを行うと心拍数46〜121（平均62）/分の洞調律で，STは安静時の0.1mV低下が心拍数上昇時に0.5mVまで下がりました．心エコーはEF 60％で，左室壁運動異常はありませんでしたが，軽度の左室肥大を認めました．

村： この方は，冠動脈疾患はなかったのですか．

田： はい．2ヵ月前に心カテを行い，異常なかったです．ホルターでは心拍数上昇時，著明にSTが下がりましたが，もともとST-T変化がある場合，虚血か否かの評価はむずかしいと思います．

村 > そうですね。心室の内膜側から外膜側にかける活動電位の本来ある形，つまり内膜側の活動電位のほうが持続時間は長く，外膜側のほうが短いというような約束事が，肥大に伴って失われてくるので，負荷をかけたときの活動電位が短くなる形も予想されたルールとは違った動きをします。肥大があるときのST-T変化というのは挙動不審です。肥大もあり，冠動脈の問題も重なっているのではないかと思うケースもありますが，一般には肥大型心筋症（hypertrophic cardiomyopathy：HCM）の冠動脈は，普通よりもかえって太めです。いまはそういうHCMの概念が出てきたので，あえて冠動脈をみないというのが一般的だけれども，一時はHCMのST-T変化でも冠動脈をみていました。そうしたら，normal coronaryがかなり続いて，そういった報告の蓄積の中でやらなくなっているのです。

田 > なるほど。しかし，もともとST-T変化があり，心拍数増加によりかなり下がる患者さんの中には本物の冠動脈疾患ということもありますよね。

村 > 経験的にそうだとは思うのだけれども，ST-T変化の偽陽性の中にHCMとか，偽陽性の原因に左室肥大がどのくらい占めているか，というのを調べるのはどうでしょうか？ 少し簡単だけど。運動負荷試験の偽陽性の背景というのを，先生の経験に加えて文献を調べて入れて頂けますか？

田 > わかりました。繰り返しですが，もともとST-T変化がある場合，運動負荷試験でさらにどのくらいSTが下がったら虚血と判定するとかありますか？

村 > 一定の見解はないと思います。

💡 ギモン

■ ST-T変化の偽陽性の背景，その他。

📝 調べたこと

▶ 負荷心電図が偽陽性を示す要因は，ジギタリス，低カリウム血症，非特異的ST-T変化，女性，左室肥大や僧帽弁逸脱症などである[1]。

▶ 476名の検討で，安静時心電図でST低下がある場合，標準的な運動負荷試験でさらに0.2mV以上，下がれば有意である[2]。

● 文献
1) 日本循環器学会：慢性虚血性心疾患の診断と病態把握のための検査法の選択基準に関するガイドライン．2010改訂版．
2) Miranda CP, et al：Correlation between resting ST segment depression, exercise testing, coronary angiography, and long-term prognosis. Am Heart J. 1991;122(6):1617-28.

本例への対応

もともとSTが軽度低下し，心拍数上昇時さらに0.4mV下がるも冠動脈に異常はなく，経過観察中。

本例で学ぶべきこと

もともとST-T変化がある場合，運動負荷試験などでさらにSTが下がっても陽性とはしない。

CASE 27 甲状腺機能低下症

ホルモン補充療法により心膜液が消失した3枝病変の甲状腺機能低下症

患者プロフィール

67歳，女性

主訴	軽度の息切れ
現病歴	冠動脈疾患でフォロー中，高度の心拡大を認めた

【来院時】

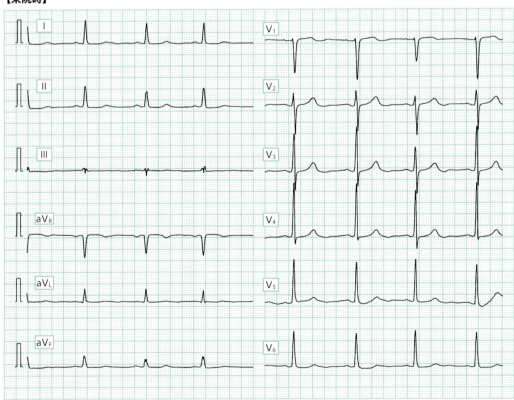

CASE 27　甲状腺機能低下症

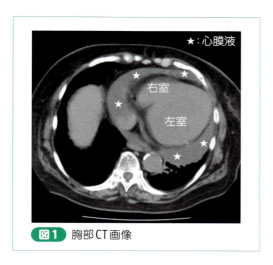

図1　胸部CT画像

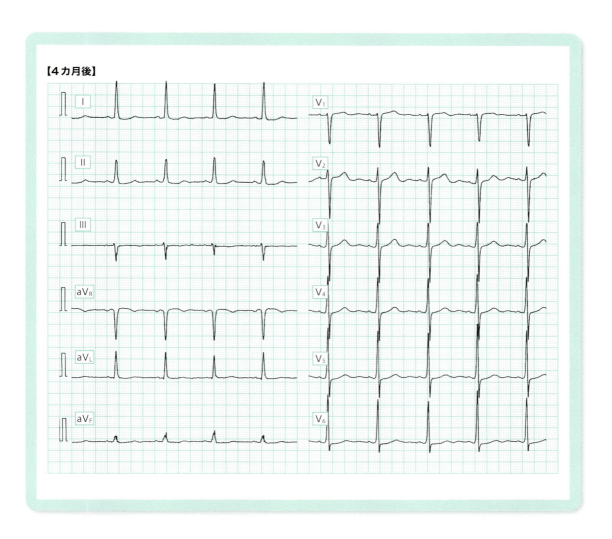

【4カ月後】

田▶ 心電図は心拍数58/分の洞調律で，わずかなST低下を認めましたが，低電位差は認められませんでした。CT（図1）を行うと全周性に12～27mmの心膜液が貯留し，原因検索で甲状腺機能低下症を認めました。レボチロキシン（チラーヂン®）を開始すると約4カ月で心膜液は消失し，電位差が少し上がりました。この患者さんは心膜液貯留で初めて甲状腺機能低下症とわかりました。本症のほかの症状として皮膚の乾燥，non-pitting edema，発汗減少，便秘，脱毛やうつ症状などは認められませんでした。あと，CTで心膜液が多い割に低電位差を生じなかったのは，心膜液が水ではなく粘液のためと思います。

村▶ この電位差上昇は，心膜液だけの問題ではなくて，身体の粘液水腫が取れたことも1つ貢献しているのでしょう。さらにテキストでは，甲状腺機能低下症というのは徐脈で，甲状腺機能亢進症は頻脈と書いてあるけれども，実際の甲状腺機能低下症の患者さんはあまり徐脈にならないと思います。先生の印象はどうですか？ 徐脈まではならない人がたくさんいますよね。

田▶ そういえばそうですね。この症例も明らかな徐脈はありませんでした。

村▶ 甲状腺ホルモンがどのくらい心拍数に反映されるか。私自身は，低値でも徐脈になっていない人がたくさんいると思います。こういう患者さんでチラーヂン®を出して経過観察していたら，急性心筋梗塞（acute myocardial infarction：AMI）を2年後とか5年後くらいに起こしたという経験があります。先生はどうですか？

田▶ いまのところいないですね。というよりうちは甲状腺の専門医がいなく，他院に送っているため，多くはフォローできていません。

村▶ ？ 長い期間，脂質異常症があったはずですよね，この患者さん。それでチラーヂン®を投与すると交感神経機能のトーンも復活します。それまでの動脈硬化の進行があって，心拍数が少なかったところにアクティビティが上がってきてしまうし，交感神経のトーンを上げるということは血小板機能レベルも上がります。いわば，虚血性心疾患をつくっておいて，イベントを起こさせるというのが甲状腺機能低下症の治療です。

田▶ 経過があまりにも長くて実感しませんが，たしかにそういう流れになりますね。教科書的には，甲状腺機能低下症の最も大きな問題は早期の動脈硬化ということになっています。

村▶ そうでしょう。

田▶ あっ，この患者さんも冠動脈疾患でしたね。しかも3枝病変。ですから今後，AMIを起こすかもしれないですね。

CASE 27　甲状腺機能低下症

村▷ 先生，それすごい着眼点ですね．3枝病変は何でみていたのですか．

田▷ エコーで動きが悪く，壁運動異常があり，冠動脈CTを行うと3枝病変でした．ただし，心カテを同意されず，治療には至っておりません．

村▷ でしょう，先生．甲状腺機能低下症で脂質異常症などにより冠動脈疾患を生じたと思います．

田▷ そうでしたね．

村▷ はい．ちなみに甲状腺機能低下症があった人のAMIについては，ドンピシャリとくる論文はないですね．甲状腺機能低下症が見つかったときに，冠動脈疾患がないかを積極的に探すべきだと考えていいです．ところが，40歳代で甲状腺機能低下症の人を集めてcoronaryを調べてみたら，ゼロ例だったのです．そういう論文があります．だから，ある程度の年齢に達していない甲状腺機能低下症患者に対しては，冠動脈疾患を必死に探しても意味がないです．

田▷ そうすると，高齢の甲状腺機能低下症は要注意で，その後，治療を始めると長い経過でAMIを起こす可能性があると．

村▷ そうそう．先生の患者さんは起きていなかったけれども，だいぶ危ない人．

田▷ 危ないですね．今後，心拍数がもっと上がれば起こすかもしれません．気をつけます．

💡 ギモン

■ 甲状腺機能低下症と心疾患の関連．

調べたこと

▶ 心疾患合併の甲状腺機能低下症1,192名（平均74歳）に対するレボチロキシン治療は有意な利点がなかった[1]．

▶ 2,430名の冠動脈インターベンション施行患者で，甲状腺機能低下症は主要心脳血管イベントを高頻度に生じた[2]．

▶ ペースメーカ植え込み患者237名（平均71歳）のうち16名が甲状腺機能亢進症であった[3]．

▶ レボチロキシンの投与は朝1回が多いが，就寝前がより有効である[4]．

●文献

1) Andersen MN, et al：Long-term outcome in levothyroxine treated patients with subclinical hypothyroidism and concomitant heart disease. J Clin Endocrinol Metab. 2016；29：jc20162226. [Epub ahead of print]
2) Zhang M, et al：Clinical outcomes of patients with hypothyroidism undergoing percutaneous coronary intervention. Eur Heart J. 2016；37(26)：2055-65.
3) Kentsch M, et al：[Bradycardia despite hyperthyroidism]. Z Kardiol. 2001；90(7)：492-7.
4) Bolk N, et al：Effects of evening vs morning levothyroxine intake: a randomized double-blind crossover trial. Arch Intern Med. 2010；170(22)：1996-2003.

本例への対応

甲状腺機能低下症による心膜液貯留にチラーヂン®を投与すると，約4カ月後に心膜液消失と軽度の電位差上昇を認めた．CTにて3枝病変であるが，心カテの同意を得られず経過観察中．

本例で学ぶべきこと

高齢の甲状腺機能低下症患者は，甲状腺治療後の長い経過でAMIを起こす可能性がある．

CASE 28 ホルターで高度SSS

12誘導心電図は異常ないが，ホルターで明らかなSSSを認めためまい症例

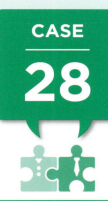

患者プロフィール

68歳，女性

主訴	めまい
現病歴	4～5年前よりめまいがあり，来院。失神はなし

【来院時】

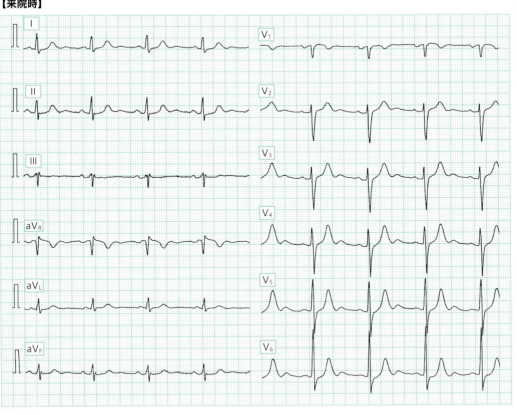

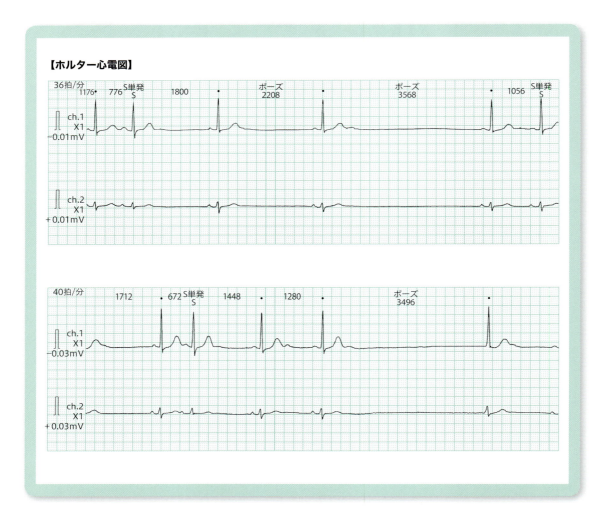

田▶ 心電図は心拍数63/分の洞調律で、u波を認めましたが、ほかに異常はありませんでした。めまいの原因検索でホルターを行うと、心拍数30〜88（平均47）/分の洞徐脈で、休止が2,211回（最長3.6秒）も認められました。以上より、DDDペースメーカを植え込むと、めまいは消失しました。ルーチンの心電図が正常であっても、ホルターでは明らかな洞不全症候群（sick sinus syndrome：SSS）のことがあり、教訓的な症例だと思います。

村▶ めまいや失神の患者さんが、このように心臓が原因であるという可能性は50％以下です。頻度的には神経調節性失神のほうが多いです。頻拍は当然少ない。

田▶ 最近、原因不明の失神に対して、植え込み型のループレコーダの使用が増えています。皮下に植え込む心電計で、約3年間の電池寿命があり、MRIも行えます。失神があり、ホルターや電気生理学的検査（electrophysiological study：EPS）などでつかまらず、このデバイス

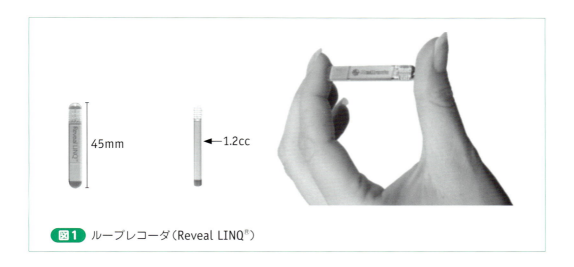

図1 ループレコーダ（Reveal LINQ®）

で見つかったという報告が多くあります。2016年9月より日本メドトロニック社製のReveal LINQ®が市販されました（図1）。これは，従来品と比べ，体積比で87％小型化し，データ蓄積量を20％増加させたループレコーダです。大変小さいためオペも簡単になりました。原因不明の失神の解明だけではなく，無症候性の心房細動（atrial fibrillation：AF）の検出も期待されています。

ギモン

- めまい，失神の原因の分布。

調べたこと

▶ 欧米のhospital-based studyの報告で，失神の原因別頻度は心原性失神が5～37％，反射性（神経調節性）失神が35～65％，起立性低血圧が3～24％，原因不明が5～41％であった。よって，反射性（神経調節性）失神の頻度が最も多く，心原性失神がそれに次ぐ[1]。

● 文献
1) 日本循環器学会：失神の診断・治療ガイドライン．2012年改訂版．

本例への対応

来院時の心電図は異常なかったが，めまいの精査のためにホルターを行うと明らかなSSSを認めたため，DDDペースメーカを植え込んだ。

本例で学ぶべきこと

ルーチンの心電図は異常なくても，ホルターでは明らかなSSSを認めることがある。頻度が低い原因不明の失神には，植え込み型のループレコーダが大変有効である。

CASE 29 抗不整脈薬の副作用

軽度腎機能低下のPAFにピルシカイニドを使用した4日後，急に生じたwide QRS

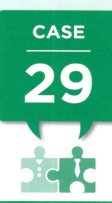

患者プロフィール

69歳，男性

主訴	動悸
現病歴	多発性脳梗塞後のリハビリで入院中，発作性心房細動（paroxysmal atrial fibrillation：PAF）に対してピルシカイニド（サンリズム®）150mgを開始

【サンリズム® 開始4日後】

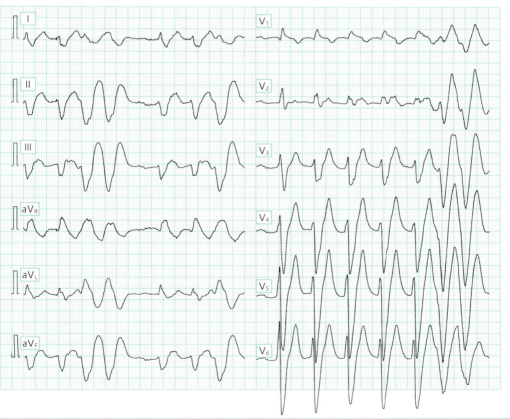

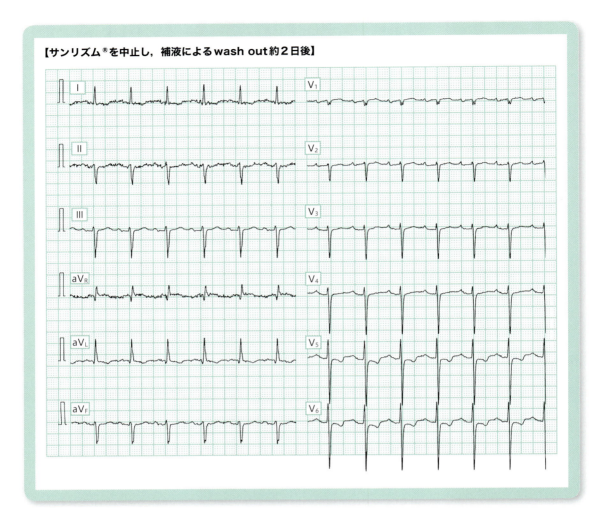

田　PAFで動悸を訴えるため，他科でサンリズム®150mgを開始しましたが，4日後に心拍数約100/分で，かなりのwide QRS波形になりました。血液検査はクレアチニン1.4mg/dL，カリウム 4.8mEq/Lで，ピルジカイニド濃度は3.31（治療域0.2～0.9）μg/mLと上昇していました。サンリズム®を中止し，除細動器を準備しつつ，補液によるwash outを開始すると，約2日後にもとのnarrow QRSに戻りました。

村　ピルジカイニドは，いまはピルシカイニドに正式名称が変わっていますね。2007年の「日本製薬団体連合会」の「我が国における医薬品の一般的名称の変更（案）に関する意見の回答について」には，"本品のINNは「pilsicainide」であることからJANも「ピルシカイニド」とすべきと考えておりますので「塩酸ピルジカイニド」を「ピルシカイニド塩酸塩水和物」と変更いたします"とあります。

この方の心電図ですが，腎排泄型の抗不整脈薬で起きた wide QRS で，PQ も延びていますね。

田▶ う〜ん，この QRS は，かなり恐ろしい波形ですね。

村▶ wide QRS になった——Na チャネル遮断薬の濃度が上がると，このようなことが起きるということですね。抗不整脈薬の代謝経路は独特なので，サンリズム®は特に要注意です。サンリズム®はピュアな Na チャネル遮断薬で，K チャネルに影響せず QT を延ばさないという点では，とても有用な薬です。同じ I c 群のフレカイニド（タンボコール®）やプロパフェノン（プロノン®）はβ遮断作用や K チャネル遮断作用など多少あります。第一選択薬として心房細動（atrial fibrillation：AF）などにはよく使われています。先生は使われていますか？

田▶ 以前はけっこう使いましたが，最近はあまり使わないですね。特にこういう例を経験してからは，PAF や AF のリズムコントロール自体が少なくなりました。

村▶ そうですか。ほかのチャネルをいじらないというのはいいことですけど。
ちなみにこういう Na チャネル遮断薬によって生じる wide QRS は，あるところから急に生じます。徐々に生じるわけではなくて，濃度が高くなってしまうと急に出現します。だけど多くの先生方は徐々になるものだと考えているから「注意深くみていれば大丈夫」と思っている。急に起きる点に注意が必要です。

田▶ なるときは，けっこう短期間でなってしまいますよね。この症例は開始から4日後でした。とにかく，高齢者や軽度でも腎機能低下例にはサンリズム®使用を避けないと。

村▶ そうです。急になってしまうから時に致死的です。本例はもとの narrow QRS にたどり着いたからラッキーです。

💡 ギモン

■ Na チャネル遮断薬により wide QRS が生じる時期。

📝 調べたこと

▶ サインカーブ様の VT は，Na チャネル遮断作用を有する I a および I c 群抗不整脈薬の投与後に起きやすく，伝導抑制作用による wide QRS と頻拍を呈する。多くは重症の陳旧性心筋梗塞（old myocardial infarction：OMI）や拡張型心筋症（dilated cardiomyopathy：DCM）などの器質的心疾患を有し，持続性心室頻拍の既往がある患者に生じる。抗不整脈薬を投与した場合は4日〜1週間後に心電図を記録し，QRS幅の拡大とQT延長の有無を確認する。薬物によっては3〜4週後にQT延長が現れることもあるので注意する[1]。

● 文献
1) 厚生労働省：重篤副作用疾患別対応マニュアル．心室頻拍．2009．

本例への対応

サンリズム®によりwide QRSとなったが，中止と補液によるwash outを開始した約2日後にnarrow QRSに戻った。

本例で学ぶべきこと

サンリズム®は腎排泄型のNaチャネル遮断薬のため，軽度でも腎機能が低下している患者への使用は避ける。サンリズム®によるwide QRSは注意していても投与4日〜1週間後，急に起きる。

CASE 30

CRBBB

高齢者にみられたCRBBB

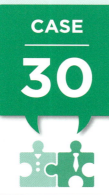

患者プロフィール

71歳，男性

主訴	なし
現病歴	検診で心電図をとり，間欠性の完全右脚ブロック（complete right bundle branch block：CRBBB）を認めた

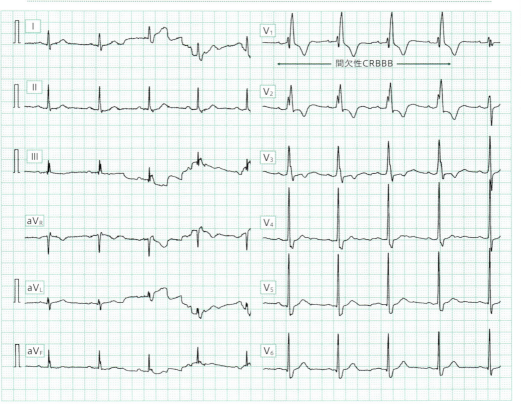

←――― 間欠性CRBBB ―――→

田▶ 心電図は心拍数71/分の洞調律で，間欠性のCRBBBを認めました。

村▶ 新たに出現したCRBBBと，新たに出現した完全左脚ブロック(complete left bundle branch block：CLBBB)の意義はいろいろ検討されてきました。欧米人では新たに出現したCLBBBは意義があるという報告があります。CRBBBに関しては，欧米人でも日本人でも臨床的な意義が乏しいと考えられています。ところが，CRBBBの患者さんだけ莫大な数を揃えて検証すると，予後に影響があるということが最近論文になりました。

先生，CRBBBの新たな出現に着目したものではなくて，いままで予後はよいと思ったけれども，大量に集めると違った見方が出てくるという論文を調べてみて下さい。経験的なものと，論文でのものとちょっと齟齬があるかもしれません。

田▶ CRBBBは左軸偏位を伴わなければ，あまり問題ないとずっといわれてきたと思います。しかし，最近の大規模臨床研究では，予後がよいとはいえないということですね。昔といまでは予後が違うということですが，何だか早期再分極と似ていますね。

村▶ 数を揃えてくるとそういう見方もあるということですね。

💡 ギモン

■ 日本人や韓国人において新たに出現したCRBBBの予後。

📝 調べたこと

▶ 日本航空のパイロット2,700名以上（平均44歳）を平均10.9年間追跡。新たに出現したCRBBB 36名の予後は，負荷心電図，心エコーや負荷心筋シンチで虚血がなければ，悪くなかった[1]。

▶ 40歳以上の韓国人1万4,540名を追跡。CRBBBは40歳以上の1.5%，65歳以上の2.9%に認められ，38%が65歳以上であった。男性，65歳以上，高血圧症と糖尿病はCRBBBの危険因子であった。CLBBBは40歳以上の0.1%，65歳以上の0.3%に認められ，71%が65歳以上で，心疾患と関連していた。CRBBBもCLBBBも年齢とともに増え，変性疾患の進行マーカーの可能性がある[2]。

▶ 韓国人運動選手510名の研究でCRBBBと不完全右脚ブロック(incomplete right bundle branch block：IRBBB)は右室拡大，右室収縮能低下や心室内非同期のマーカーの可能性あり[3]。

● 文献

1) Taniguchi M, et al：Prognostic and clinical significance of newly acquired complete right bundle branch block in Japan Airline pilots. Intern Med. 2003；42(1)：21-4.
2) Jeong JH, et al：Incidence of and risk factors for bundle branch block in adults older than 40 years. Korean J Intern Med. 2004；19(13)：171-8.
3) Kim JH, et al：Significance of electrocardiographic right bundle branch block in trained athletes. Am J Cardiol. 2011；107(17)：1083-9.

本例への対応

症状なく，ほかの検診データも異常ないことから，それ以上の検査を行わずに経過観察とした。

本例で学ぶべきこと

長い間，CRBBBの予後はよいと考えられていたが，最近の本邦や韓国の大規模臨床研究では，年齢とともに増え，特に高齢者では心疾患と関連する可能性があるとされており，注意が必要である。

CASE 31

CLBBB

STEMIと間違えやすい波形を呈した96歳のCLBBB

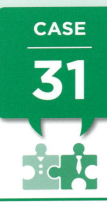

患者プロフィール

96歳，女性

主訴	なし
現病歴	高血圧症でフォロー。定期の心電図で間欠性の完全左脚ブロック（complete left bundle branch block：CLBBB）を認めた。心エコーは異常なく，心不全の入院歴もなし

【来院時】

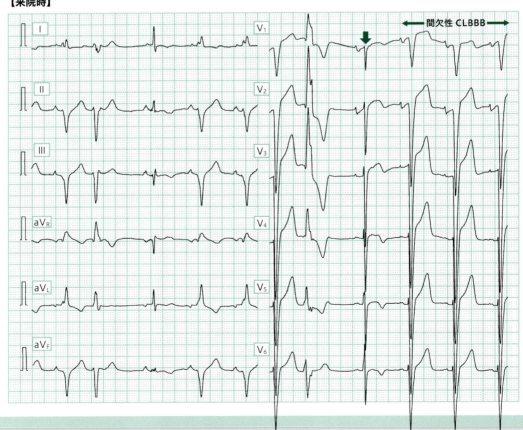

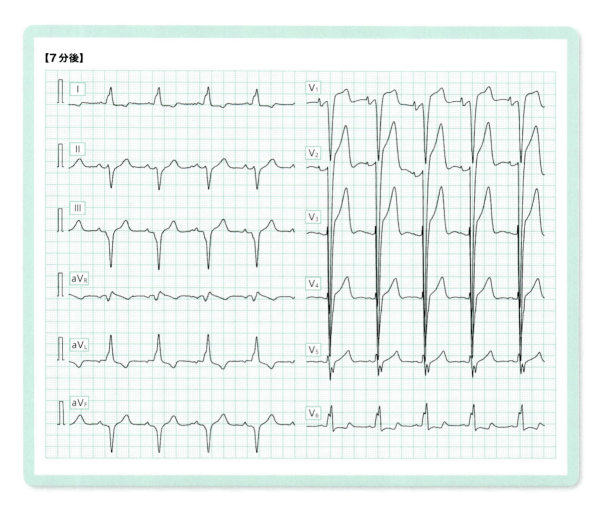

【7分後】

> 田: 心電図は心拍数79/分の洞調律で，間欠性のCLBBBが認められました（⟷）。

> 村: 本当ですね。これはphase 3ブロックです。ちょっとむずかしいな。先行拍（⬇）からごくわずかに短くなるとCLBBBが起こるのです。一呼吸ちょっと長いと左脚がつながるのだけれども，ちょっとくっつくとCLBBBが起きます。ですから，心電図的にはphase 3ブロック。昔の心電図専門の先生が好きなネタです。一見すると，間欠性のWPW（Wolff Parkinson White）症候群かと思ってしまいますがCLBBBですね。ところで，ST上昇型心筋梗塞（ST-elevation myocardial infarction：STEMI）に似ているというのはどれですか？

> 田: 2つ目の心電図（7分後）の心拍です。
> CLBBBは虚血を判定しにくいですが，しばしば，前壁中隔のSTEMIと波形が似ています。研修医や非専門の先生方には，間違えないよう気をつけて頂きたいと思います。

村▶ 2つ目はそうですね。1つ目の心電図は読者にむずかしすぎないですか？ CLBBBも現れたり，現れなかったりする。この症例のポイントは何でしょうか？

田▶ CLBBBはSTEMIと間違いやすいということです。あと，教科書的にはV₅，V₆で上向きのM型であればCLBBBですが，1つ目の心電図をみるとV₅，V₆はそういう形をしていません。おそらくV₇，V₈あたりで通常のCLBBBの形になると思います。CRBBBも同様です。つまり，CRBBBはV₁，V₂付近で，CLBBBはV₅，V₆付近でM型であれば診断OKです。

💡 ギモン

- CLBBBの臨床的意義。

📝 調べたこと

▶ CLBBBで心エコーにてEF 36～50％と低下した1,436名（平均67歳）の予後は悪かったが，心臓再同期療法により改善する可能性がある[1]。

▶ 5万992名を23年間追跡。CLBBBは768名（1.5％）であり，高齢，女性，高血圧，糖尿病や慢性腎臓病が多くみられ，心不全入院が多かった[2]。

● 文献
1) Witt CM, et al：Outcomes with left bundle branch block and mildly to moderately reduced left ventricular function. JACC Heart Fail. 2016. [Epub ahead of print]
2) Alkindi F, et al：Left bundle branch block in acute cardiac events: insights from a 23-year registry. Angiology. 2015；66(9)：811-7.

本例への対応

通常，CLBBBは心疾患と関連することが多いが，本例は96歳と高齢にもかかわらず心エコーは異常なかった。

本例で学ぶべきこと

CLBBBは，しばしば高齢で心機能が低下した患者に合併し，繰り返す心不全は心臓再同期療法により改善する可能性がある。また，STEMIに似た波形を呈することがあり，注意を要する。

CASE 32 wide QRS

植え込み後かなりのwide QRSを呈したDDDペースメーカ

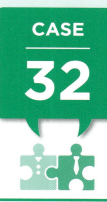

患者プロフィール

69歳, 男性

主訴	なし
現病歴	高血圧症と脂質異常症でフォロー。完全房室ブロック（complete atrioventricular block：CAVB）でDDDペースメーカを植え込んだ

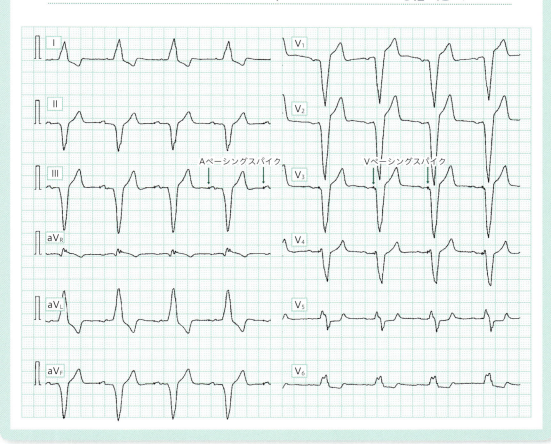

田▶ 心電図は，心拍数66/分の全心房，全心室ペーシングです．閾値は心房0.5V，心室0.625Vと比較的良好なため，弱い出力でペーシングされています．よってペーシングスパイクが小さくなっています．
閾値が低いところにリードを入れると，ペーシングスパイクがみえにくくなるため，完全左脚ブロック (complete left bundle branch block：CLBBB) の波形に近くなります．

村▶ そうですね．このQRSの波形から，ペーシングしている場所がわかりますよね．きちんと下壁の心尖に落ちているのがわかるし，右室からペーシングしているというのもわかりますね．あとは何でしょうか？

田▶ 同じVペーシングでもこのQRS時間は196msecとかなり長いですが，問題ないでしょうか？ もしも右室心尖部ではなく，心室中隔ペーシングですとnarrow QRSになります．植え込み後の心エコーはEF 60%でした．

村▶ 問題ないです．

田▶ では，一般的に心室中隔ペーシングにする必要はあまりないですか？

村▶ 一般にはないと思います．

田▶ 私もそう思います．心尖部ペーシングとして困ったことは，あまりないですよね．

村▶ はい．一般には心不全があるとか，そういうのでないと意味がありませんよね．

田▶ ただし，wide QRSのペーシング波形になれば，心室収縮の調和がちょっとずれますよね．

村▶ そうですね．だけど，この方の心機能が悪くなかったら別にこのままでいいわけですよね．

田▶ では，心機能が悪い患者さんはどうしましょうか？

村▶ 心室中隔ペーシングなどの工夫をすることになりますね．心室が収縮するタイミングがだいたい一致していればQRSの幅は狭くなり，心室は効率のよいポンプになります．心室性期外収縮 (premature ventricular contraction：PVC) のようにwide QRSになると調和が失われて効率の悪いポンプになります．

ギモン

■ 心室中隔ペーシングは必要か否か。

調べたこと

▶ ペースメーカを植え込んだ1,026名（平均75歳）の検討で，右室心尖部のペーシングは左室機能低下をもたらし，QRS時間が160msec以上では心不全入院が多かった[1]。

▶ 右室流出路低位の心室中隔ペーシングは，右室流出路の他の部位よりもQRS幅が小で，より生理的なペーシングである[2]。

▶ 右室流出路の心室中隔ペーシングは，右室心尖部ペーシングよりもEF 45%以下の患者の左室機能を保持した[3]。

● 文献

1) Shukla HH, et al：Heart failure hospitalization is more common in pacemaker patients with sinus node dysfunction and a prolonged paced QRS duration. Heart Rhythm. 2005；2（3）：245-51.
2) McGavigan AD, et al：Right ventricular outflow tract pacing：radiographic and electrocardiographic correlates of lead position. Pacing Clin Electrophysiol. 2006；29（10）：1063-8.
3) Victro F, et al：A randomized comparison of permanent septal versus apical right ventricular pacing：short-term results. J Cardiovasc Electrophysiol. 2006；17（3）：238-42.

本例への対応

Vペーシングにより，QRS時間が196msecとかなり延長した。

本例で学ぶべきこと

左室機能が低下した患者の心室ペーシング部位として，右室流出路低位の心室中隔ペーシングが望ましいという報告がある。しかし，それ以外の患者では従来通りの右室心尖部でよいと思われる。

CASE 33 ペースメーカ不全

遠隔モニタリングがない時代に，ペースメーカの異常に患者が気付き，事なきを得たリード断線

患者プロフィール

71歳，女性

主訴	労作時呼吸苦
現病歴	2008年，発作性心房細動（paroxysmal atrial fibrillation：PAF）停止後の洞停止に対してDDDペースメーカを植え込んだ．問題なく経過したが，約5年後に労作時呼吸苦があり，自分で脈拍数を測ると40/分のために来院

【来院時】

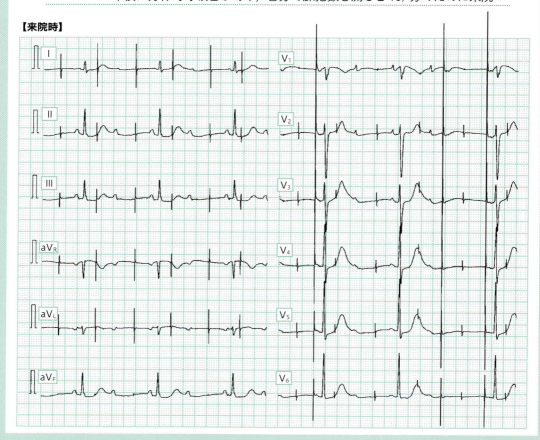

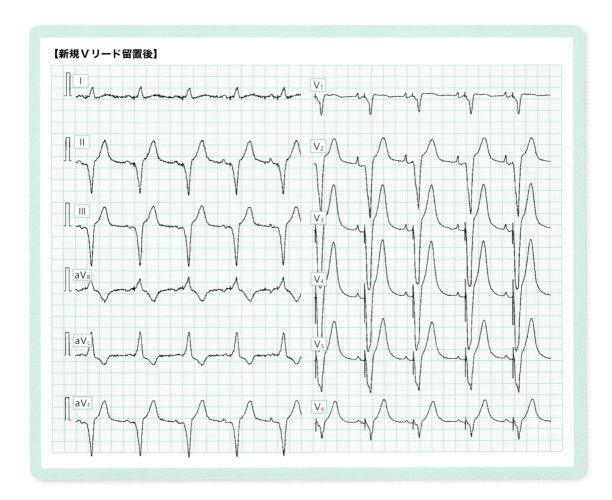

【新規Vリード留置後】

田 心電図は心拍数49／分でペーシング不全とセンシング不全でした．X線写真（図1左）を撮るとVリードが断線していました．同日，新たにVリードを入れたところ（図1右），すべてAセンシング－Vペーシングと正常化しました．

村 リード断線と聞くと「そうだなぁ」と納得します．

田 あまりにもめちゃくちゃで．X線写真をみると完全にVリードが切れていますからね．

村 先生，この心電図ですけど，リードの先端の2極でペーシングすることができなくなって，リード先端のどちらか1極だけを用いた単局ペーシングに変更されているのでしょう．その場合，大きなペーシングスパイクが出現します．具体的にはわからないところもありますが，体動などの影響でスパイクの大きさが変化しているものと推測します．

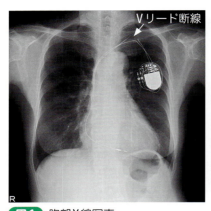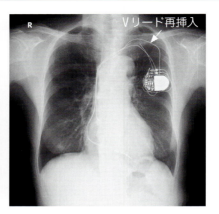

図1 胸部X線写真

 さすが，そう読めますか．こんな異常は滅多にお目にかかれません．このままでは長い休止を起こす恐れがありましたので，とにかく早く，切れたVリードをジェネレータから外して，新しいVリードを入れたい一心でした．

いまは多くの症例で植え込み後に遠隔モニタが行われます．したがって，このような異変はすぐに感知できると思います．ペースメーカ植え込み後は，患者さんが数カ月に1回外来を受診し，専用のプログラマを胸に当ててデータを取り出し，異常をチェックしています．

しかし，遠隔モニタリング機能付きペースメーカは，自宅に設置した中継器を介してメーカーのサーバーにデータが送られ，異常があればすぐにメールが担当医に送信されます．図2は担当医に送信されたメールの一例です．

ギモン

■ ペースメーカの遠隔モニタリングのエビデンス．

調べたこと

▶ ペースメーカ患者の遠隔モニタリングを43施設の538名で検討．少なくとも診察室における従来のケアと同程度に安全かつ有効であり，重要なイベントに対して医師が介入する場合，対照群と比較して4カ月近く検出が早まることが示された[1]．

St. Jude Medical, Inc.
Merlin.net™ 患者ケア ネットワーク

患者: ○○○○
患者 ID: 00000000
患者の電話番号: +813 00000000
送信日: 10-15-2016
送信時刻: 03:15
アラート通知: 高心室レート検出
アラートの詳細: https://merlin.net/web/

リンクをクリックしてもリンク先のページが表示されない場合は、URL をコピーしてブラウザに貼り付けてください。
施設: Koto Hospital
Merlin セキュリティ スタンプ: Koto0000000
DirectAlerts™ メールには、Merlin.net™ PCN から正規に送信されたものであることを証明する Merlin™ セキュリティ スタンプが必ず含まれています。
セキュリティ スタンプは、Merlin.net PCN アカウントで変更することができます。

このメールに心当たりがない場合は、マーリンドットネットフリーコール 0120-989-XXX、またはSt. Jude Medical 営業担当者までご連絡いただくとともに、このメールをコンピュータから削除してください。ありがとうございました。

図2 遠隔モニタリングのアラート送信メールの一例

● 文献
1) Mabo P, et al：A randomized trial of long-term remote monitoring of pacemaker recipients (the COMPAS trial). Eur Heart J. 2012;33(9):1105-11.

本例への対応

すぐに切れたVリードをジェネレータから外し、新しいVリードを留置したところ、すべてAセンシング–Vペーシングと正常化した。

本例で学ぶべきこと

本例におけるペースメーカの異常は、患者が異変に気が付き来院して判明した。しかし、最近のペースメーカは常時、遠隔モニタリングが行われているため、異常波形があれば担当医師にすぐメールで報告され、いち早く感知される。

CASE 34 左室壁在血栓

左室瘤に合併した巨大血栓

患者プロフィール

72歳，男性

主訴	なし
現病歴	他院にて高血圧症と高尿酸血症でフォロー。症状はないが，心電図異常で紹介された

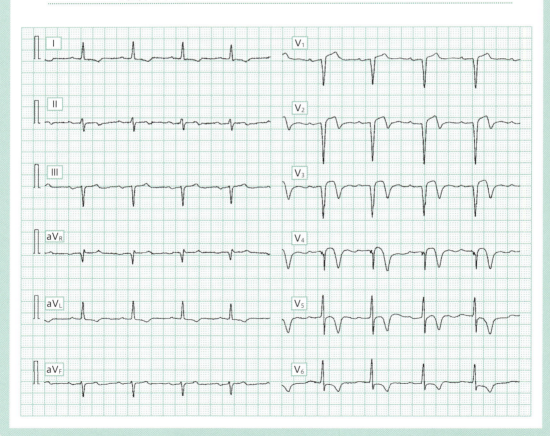

CASE 34 左室壁在血栓

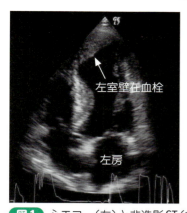
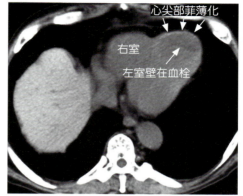

図1 心エコー(左)と非造影CT(右)

田▶ 冠危険因子として，喫煙が20歳から現在まで1日10〜20本でした．心電図は，V_1-V_4のQS波，同誘導のST上昇とT波の広範囲陰転を認めました．胸部X線写真はCTR 56%で肺野に異常なく，血液検査はクレアチニン1.50mg/dL，NT-proBNP 1,092pg/mLでした．心エコー(図1左)は左室EF 53%で，左室心尖部が瘤で菲薄化し，内部に47×31mmの大きな血栓を認めました．非造影CT(図1右)でも瘤で菲薄化した心尖部にlow densityの血栓像を認めました．しかし，クレアチニンが高いため心カテは行いませんでした．また，その後は来院されませんでした．

村▶ これは陳旧性心筋梗塞(old myocardial infarction：OMI)ですか，それとも最近の心筋梗塞ですか？

田▶ OMIです．

村▶ OMIで血栓が…．

田▶ できてしまいました．左室瘤内は，血流速度低下，凝固線溶系の異常や壁の性状変化などにより血栓が生じやすいです．

村▶ 左室の血栓ですごく不思議なのが，消したいときにワルファリン(ワーファリン)を使いますよね．左室は高圧系なのに，ワーファリンを使うということは静脈系のような低圧系の血栓を治療するわけです．決して血小板血栓を溶かそうとはしていないですよね．
それから，このような場合，直接作用型経口抗凝固薬(direct oral anticoagulant：DOAC)でもいいですよね．血栓を溶かす作用はないけれども，新たな血栓形成を抑制することによ

って治療できます。左室内血栓にワーファリンを使うとか，抗血小板薬で対処するのではなくて抗凝固薬を使うという論文を調べて下さい。治療のことは書かれていないのですが，いま，DOACを使って血栓が消えたという報告はポチポチ出ていますよね。

田　ワーファリンは開始初期にprotein C活性を急に低下させるため，一時的に凝固亢進となりますね。

村　DOACのほうがいいかもしれないですね。

田　はい。しかも出血リスクが少ないですし。ただし，この患者さんは1回しか来院していませんので抗凝固薬は使っていません。

ギモン

■ 左室内血栓の治療法。

調べたこと

▶ 血小板凝集の阻止で，血栓の形成や拡大を阻止することが期待された。しかし，本邦においても血小板凝集を完全に阻害する経口GPⅡb/Ⅲa受容体阻害薬でも効率的に血栓イベントを予防できないことが示された[1]。

▶ OMIの左室瘤648名のうち89名（13.7%）にエコーで左室内血栓を認めた。左室内血栓に対してワルファリンは十分には効かなかった[2]。

▶ 78歳の非弁膜症性心房細動で左室血栓を2個認めた症例にリバーロキサバン15mgを投与したところ，4週間で血栓が消失した[3]。

●文献
1) 日本循環器学会：循環器疾患における抗凝固・抗血小板療法に関するガイドライン．2009改訂版．
2) Lee GY, et al：Anticoagulation in ischemic left ventricular aneurysm. Mayo Clin Proc. 2015；90（4）：441–9.
3) Padilla PM, et al：Resolution of left ventricular thrombus by rivaroxaban. Future Cardiol. 2014；10（3）：333–6.

本例への対応

心エコーと非造影CTの結果，菲薄化した心尖部の瘤内に大きな血栓を認めたが，1回しか来院しておらず，投薬はしていない。

本例で学ぶべきこと

左室内血栓の治療として現在，エビデンスが確立しているのは，ワーファリンによる抗凝固療法であるが，最近はDOACによる治療も行われ始めている。

CASE 35 肺高血圧症

V_1－V_4にQS波を認めた著明な肺高血圧症

患者プロフィール

73歳，女性

主訴	呼吸苦，両下肢浮腫
現病歴	肺線維症（%VCは51%）による著明な肺高血圧症でフォロー中，両下肢の浮腫が増悪

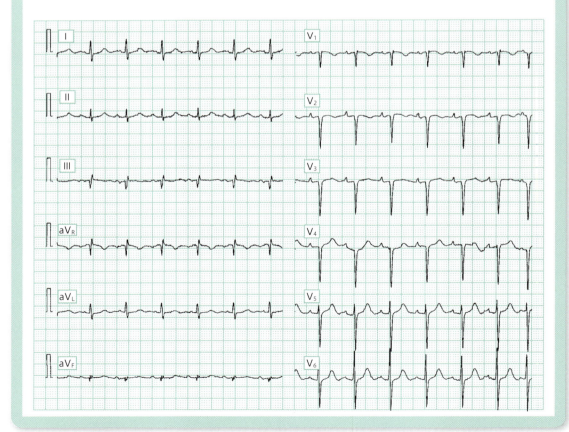

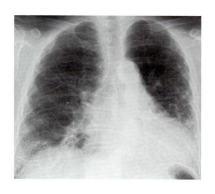
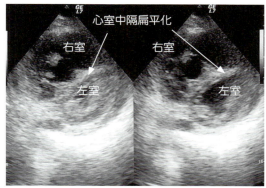
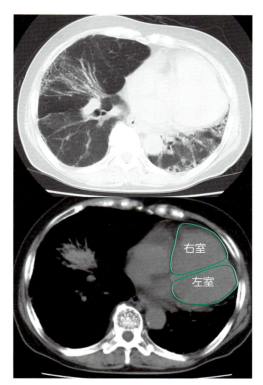

図1 胸部X線写真（左上），心エコー（左下），CT（右）

田▶ 心電図は心拍数99／分の洞調律で，QSV_1–V_4，S I Q III S6 でした．胸部X線写真（図1左上）はCTR 61％で，両肺に著明な間質性陰影と肺動脈拡大を認めました．CT（図1右）は右室拡大，左室の左後方圧排，左室狭小化と両肺の著明な間質性陰影を認めました．心エコー（図1左下）は左室EF 75％で心室中隔扁平化，左室左後方圧排と左室内腔狭小化を認めましたが，左室壁運動異常はなく，右室圧は95〜100mmHgでした．エンドセリン受容体拮抗薬のボセンタン（トラクリア®）や利尿薬などを使用しましたが，明らかな改善は認められませんでした．

村▶ 普通は肺高血圧症や右室拡大をみる場合には右軸偏位でみますが，本例が興味深いのは，右軸偏位をみるためのⅠ誘導でQRSの陽性成分が多いので，右軸偏位ではないところです．ところが，胸部誘導をみると，clockwise rotationをしているわけです．時計軸回転を胸部誘導では認めます．

では，何をみるのかというと，移行帯，胸部誘導それぞれの誘導の上向き成分と下向き成

分が近いところ。本来はV_3とV_4のあたりであるのがV_6より外側のV_7などになってしまっているので，どうみてもこれは時計軸回転，下側から軸をみている形になっていますね。現在は軸回転が時計軸回転だろうが反時計軸回転だろうが，心電図所見としてあまり大きく扱わないのですけれども，この患者さんは右軸偏位やT波の変化というものはなくて，単に時計軸回転であることのみが心電図所見ですね。

軸回転というのは患者さんごとの個人差があるので，こうやってみるとむずかしいですね。心電図だけではなくて，病歴があるから心電図がみえてくるのだなと思いますよね。

田▶ **CASE 34**（136頁）は陳旧性心筋梗塞（old myocardial infarction：OMI）によるV_1-V_4のQS波でした。高度の肺高血圧症でも同様にQS波を認めることがあるということが，この症例のポイントだと思います。通常と異なり，V_1-V_4誘導の胸壁の下に左室がないので，QS波になるのでしょうか？

村▶ 心電図だけで診断していた昔と違って，いまはほかの画像診断があるので「振り返ってみるとそうだな」というくらいですが。心電図の価値というのは昔と違いますね。

田▶ CTでは，右心系に圧排され，左室が通常と比べてかなりclockwise rotationになっているのがわかります。

村▶ つじつまが合いますね。先生，CT好きですね。30年前から好きですね（笑）。

田▶ そうそう（笑）。

村▶ これは非常に興味深い心電図でした。

▼

💡 ギモン

■ 電気軸の右軸偏位の意義。

調べたこと

▶ 肺高血圧の経過中，右軸偏位を認めれば，肺高血圧による右室負荷を考慮すべきである[1]。

▶ 心臓の長軸回りの回転（時計軸回転，反時計軸回転）と心血管疾患死亡リスクとの関連について一般住民9,067名を24年間追跡。その結果，ほかの心血管疾患危険因子および心電図異常などとは独立して，時計軸回転は心血管疾患死亡リスクと有意な正の相関，反時計軸回転は負の相関を示した[2]。

● 文献
1) 日本循環器学会：肺高血圧症治療ガイドライン．2012年改訂版．
2) Nakamura Y, et al：Prognostic values of clockwise and counterclockwise rotation for cardiovascular mortality in Japanese subjects: a 24-year follow-up of the National Integrated Project for Prospective Observation of Noncommunicable Disease and Its Trends in the Aged, 1980-2004（NIPPON DATA80）. Circulation. 2012；125（10）：1226-33.

本例への対応

肺線維症で著明な肺高血圧症を生じ，右心不全をきたした。トラクリア®などを使用したが，明らかな改善は認められなかった。

本例で学ぶべきこと

V_1－V_4付近のQS波は，OMIのみならず高度の肺高血圧症でも生じることがある。

CASE 36 急性肺血栓塞栓症

肺動脈血栓内膜摘除術を依頼した高度の急性肺血栓塞栓症

患者プロフィール

47歳，女性

主訴	高度の呼吸苦と両下肢浮腫
現病歴	以前より婦人科でピルが処方されていた。約1カ月前より労作時呼吸苦が出現したが，徐々に増悪して数歩も歩けないため来院

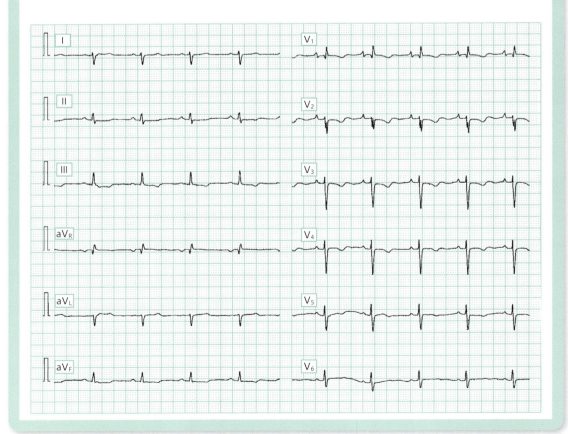

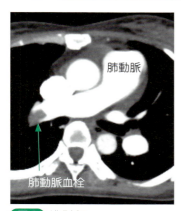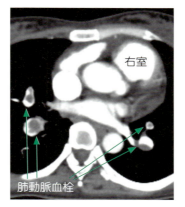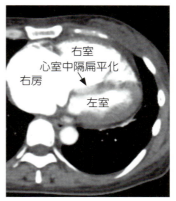

図1 造影CT

田 来院時のSpo₂はroom airで89％でした。心電図は心拍数74／分の洞調律で，右軸偏位，V₂-V₅のpoor R，広範囲のT波陰転とSⅠS₆を認めました。造影CT（図1）では，多発性の肺動脈血栓，肺動脈から右室，右房の著明な拡大，心室中隔扁平化，左室左後方圧排と左室内腔狭小化を認めました。心エコーは左室EF 60％でCTと同様の所見であり，右室圧は105mmHgでした。ウロキナーゼ24万単位を3日間，ヘパリンやワルファリン（ワーファリン）を約2週間使用するも，肺動脈血栓が改善しないため，肺動脈血栓内膜摘除術を他院にお願いしました。

村 肺血栓塞栓症は臨床症状からある程度疑われるので，心電図の何をみればよいかというと，右軸偏位だけをみればいいと思うのです。というのは，ほかの検査の情報が得られるからです。SⅠQⅢTⅢ（McGinn-White pattern）とか，時計軸回転などももちろんあるし，実際にT波の陰転化というのもあるけれども，興味深いことにV₁-V₅あたりまでT波陰転を認めることがありますよね。それももちろん情報だけれども，基本的に日常臨床の診断では「Ⅰ誘導のQRSが下を向く右軸偏位」というのを意識すれば，肺血栓塞栓症の心電図診断は十分だと思っています。後からいろいろなところをみるし，これは本当に典型的な心電図ですね。

田 肺血栓塞栓症は右軸偏位だけをみればよいというのは，大変勉強になりました。たしかにⅠ誘導でR波がほとんどなくS波が深いことから，かなりの右軸偏位ですね。
この症例もCASE 35（140頁）と同様にCTで左室がかなりclockwise rotationしています。右心系が拡大して，左室を左後方に圧排しています。心電図も同様にclockwise rotationしていますね。
それから，これだけの肺血栓塞栓症なのに頻拍になっていないですね。稀ですが，頻拍にならない急性肺血栓塞栓症があると思います。

CASE 31（126頁）の甲状腺機能低下症もそうなのですが，代償機転とか，病気のタイプによる心拍数の変化は，思ったほど顕著ではない場合がたくさんあります。この方は74/分くらいですが，これで代償しているのですよね。もともと脈が遅い人ですよね。

ギモン

■ 急性広範囲型肺血栓塞栓症で，非ショック例に対する外科的血栓摘除術の適応。

調べたこと

▶「頻脈が持続して内科的治療に反応しない，血栓が肺動脈幹や両側主肺動脈にあり急速に心不全や呼吸不全が進行，血栓溶解療法が禁忌，右房から右室にかけて浮遊血栓を認める」が外科的血栓摘除術の適応である[1]。

● 文献
1) 日本循環器学会：肺血栓塞栓症および深部静脈血栓症の診断，治療，予防に関するガイドライン．2009年改訂版．

本例への対応

高度の急性肺血栓塞栓症で，血栓溶解薬や抗凝固薬で改善しないため，肺動脈血栓内膜摘除術を依頼した。

本例で学ぶべきこと

臨床症状から肺血栓塞栓症を疑う場合，心電図はまず右軸偏位をみる。

CASE 37 肺性P

心電図で予想された通りの肺疾患と体型であった肺性P

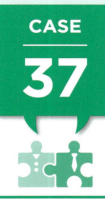

患者プロフィール

80歳，男性

主訴	労作時呼吸苦
現病歴	高血圧症，2型糖尿病と脂質異常症でフォロー

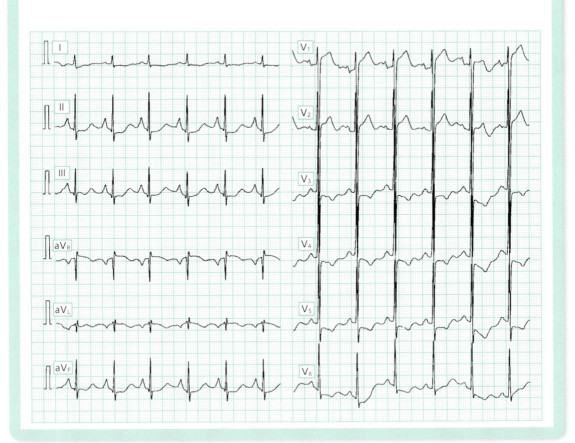

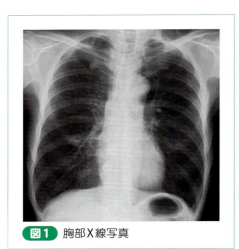

図1 胸部X線写真

田▶ 心電図は，心拍数93/分の洞調律で，Ⅱ，Ⅲ，aV_Fにて0.25mV以上と高く，先の尖ったP波，つまり肺性Pを認めました。また，SV1＋RV5が7.1mVとかなりの高電位差でST-T変化を認めました。

村▶ この方は……肺気腫ですね？

田▶ はい，正解です。

村▶ この心電図はいろいろなことを教えてくれますね。もちろん目立つのはP波です。Ⅱ，Ⅲ，aV_Fの高いP波ですが，この背の高いP波というのは，心臓が立位心であるということを教えてくれています。右軸偏位は顕著ではないけれども，Ⅰ誘導でQRSが小さく，R波が低いということも立位心に合うし，第Ⅱ誘導と第Ⅲ誘導の形が似ているということも，立位心，肺気腫の心電図らしいなと思います。それともう1つ，胸部誘導のR波が高いので，この方は痩せていますね？

田▶ はい。身長145cm，体重34kgとかなり痩せています。長い喫煙歴（15本×60年）があり，当科から呼吸器内科に紹介したところ慢性閉塞性肺疾患でした。心エコーはEF 75％で左室壁運動異常はありませんでしたが，びまん性に中等度の左室肥大を認め，右室圧は36mmHgでした。先生，すべての読みがピッタリです。すごい！

村▶ でしょ。

田▶ 先生は1枚の心電図で体型，肺気腫から心肥大まですべて当てられました！

村▶ はいっ。ところで，一般的にP波とかは，あまりみなくていいと思います。

田：えっ，その心は？

村：というのは，私は「P波のような小さいものにこだわっていると，人間が小さくなる」と講演会などでいっているのです．でも，これ以上書くとまた怒られてしまうので，このあたりでやめておきます（笑）．肺気腫の心電図はⅡ誘導とⅢ誘導が似るというのが興味深いです．

田：なるほど．あと，肺性Pは肺気腫のほかに，肺高血圧症や心房中隔欠損症（atrial septal defect：ASD）などでも生じますね．

ギモン

■ 肺性Pと肺高血圧症の関係．

調べたこと

▶ 肺高血圧症の進行に伴い，右室肥大によりV₁のR波増高，右軸偏位や右房負荷に伴う肺性Pなどがみられる．ただし，これらの所見が認められれば，高度の肺高血圧症である[1]．

● 文献
1) 日本循環器学会：肺高血圧症治療ガイドライン．2012年改訂版．

本例への対応

心エコーや胸部X線などから，肺気腫による肺性Pと考えられ，呼吸器内科への紹介となった．

本例で学ぶべきこと

肺気腫による立位心は，①Ⅱ，Ⅲ，aV_FでP波が高くて尖鋭．②ⅠでQRSが小さく，R波が低い．③ⅡとⅢ誘導の形が似ている．

CASE 38

ST-T変化を伴わない高電位差

ST-T変化を伴わない高電位差は左室肥大とはいえない

患者プロフィール

54歳，女性

主訴	なし
現病歴	他院で検診を行ったところ，心電図より左室肥大と診断された

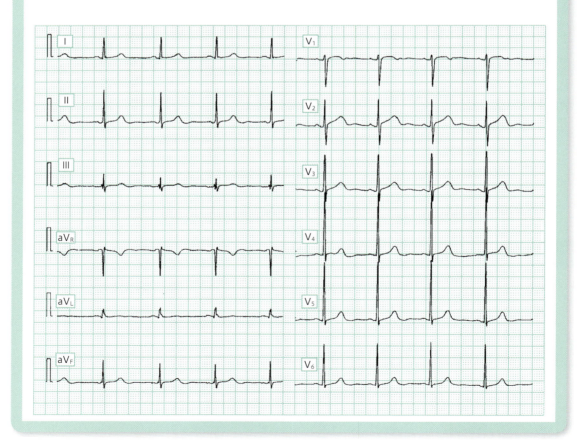

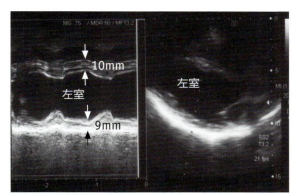 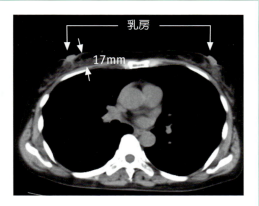

図1 心エコー（左）とCT（右）

田：心電図は心拍数64/分の洞調律で，$SV_1 + RV_5$は3.8mVと高電位差ですが，ST-T変化は認められませんでした。心エコー（図1左）を行うと，EF 65%で心室中隔10mm，後壁9mmと肥大は認められませんでした。以前のCT（図1右）をみると，心周囲脂肪はなく，乳房レベルで皮下脂肪がわずか17mmでした。

村：つまり，胸壁が薄いことで二次的にR波が高いということですか。

田：その通り。それで高電位差になったのだと思います。

村：電位差，つまり$SV_1 + RV_5$が3.5mV以上という左室肥大の診断は，限界があるということですね。欧米の基準を日本人にあてはめると，むやみと異常値が出るという話は聞いたことがありますか？

田：ありません。

村：欧米の人は胸壁が厚いですよね。日本人は胸壁が薄いので，異常値が出やすいのです。だから，欧米の基準を当てはめられないのです。Sokolow-Lyonの基準とは，$SV_1 + RV_{5(6)}$が3.5mV以上であれば左室肥大というものですが，歴史的に日本人用の基準としてはイマイチでした。でも，本例はCTをみて納得しました。これはいい症例ですね。

田：先生に以前教えて頂きましたが，左乳癌術後は，ものすごい高電位差になりますよね。

村：びっくりするくらいの高電位差になります。

田：はい，振幅を1/2にしても振り切ってしまいます。もちろん，左乳癌でも筋肉まで切除した場合ですが。しかし，いまは大胸筋温存が主流のようで，あまり見かけないかもしれません。

村▶ 左乳癌術後は意識しますよね。でも，この方はそういうわけではなく，ST-T変化を伴わない高電位差は左室肥大ではないという症例でしたね。

田▶ 水と脂肪は電気を通しにくいので，これらが少なければ電位差が高くなります。参考までに脂肪は心周囲脂肪と胸壁の皮下脂肪ですが，心周囲脂肪は2枚の心膜の内側，つまり心筋のすぐ外側に沈着します。

あと，Sokolow-Lyonの左室肥大の診断基準以外にCornell Productの $(SV_3 + RaV_L) \times QRS (mm \times msec) \geqq 2,440 mm$ という基準もあります。さらに参考までに，高血圧で高電位差になっている患者さんで，血圧を下げれば数カ月後に電位差が少し下がることをしばしば経験しています。

💡 ギモン

■ 左室肥大以外で電位差に影響を及ぼす因子。

📝 調べたこと

■ 電位差は左室肥大以外にも，左室の圧負荷やレニン-アンジオテンシン系阻害薬の影響も受ける[1]。

●文献
1) Schneider MP, et al：Effect of irbesartan versus atenolol on left ventricular mass and voltage：results of the CardioVascular Irbesartan Project. Hypertension. 2004；44(1)：61-6.

本例への対応
ST-T変化を伴わない高電位差で，心エコーを行ったが左室肥大は認められなかった。

本例で学ぶべきこと
胸壁の厚さの違いなどで電位差が増減するため，高電位差による左室肥大の診断には限界がある。

CASE 39　APH

高電位差で胸部左側誘導にて巨大陰性T波を認めれば，APH

患者プロフィール

58歳，女性

主訴	なし
現病歴	検診で心電図異常を指摘されたため来院。血圧などは異常なし

【来院時】

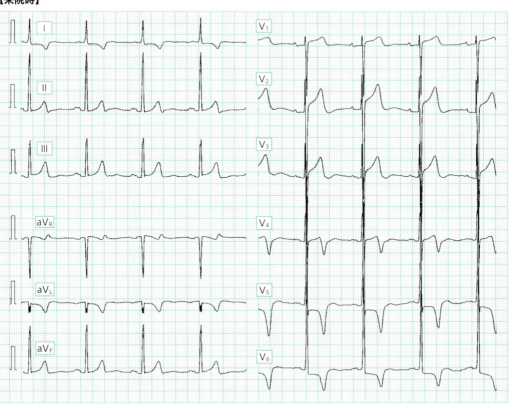

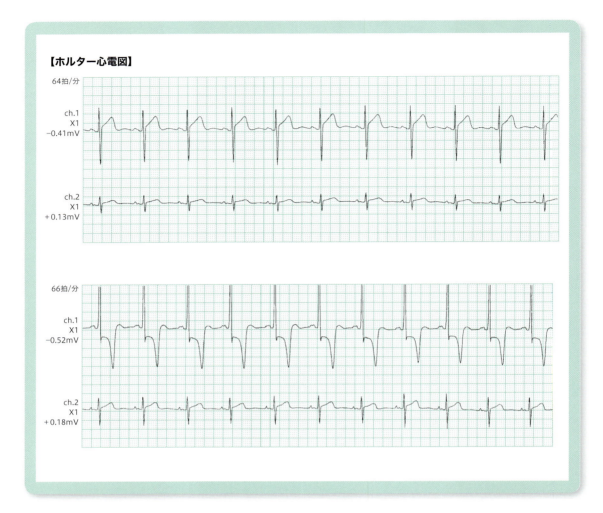

田▶ 心電図は心拍数63/分の洞調律で，SV_1+RV_5が6.8mVの高電位差と，胸部左側誘導（V_5）において巨大陰性T波を認めました。心エコー（図1）はEF 65％で，びまん性に14～15mmの肥大を認め，特に心尖部から側壁が16～19mmと高度に肥厚していました。また，収縮期に心尖部で内腔狭小化を認めました。

村▶ これは心室の肥大で心筋症ということですか。

田▶ はい。左室の壁運動異常は認められませんでした。

村▶ 巨大陰性T波となる心尖部肥大型心筋症（apical hypertrophic cardiomyopathy：APH）は日本人に多いのでしょうか。

田▶ はい。APHは坂本二哉先生（半蔵門病院）が発見され，1976年に世界で初めて報告されました。

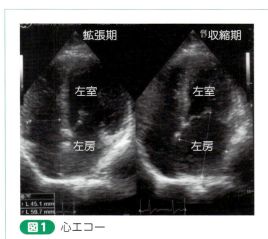
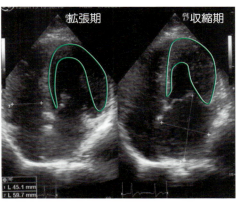

図1 心エコー

　APHでは，心尖部肥厚の度合いと巨大陰性T波の深さが相関するといわれています。

村▷ そして予後がいいですよね。ですから，この場合は別に冠動脈をみなくてもいいと思います。

田▷ ちょっと前に調べた文献ですが，このAPHの心電図は，5～9年程度では変化しませんが，10年以上では71％の患者で巨大陰性T波が消失して，R波も小さくなってくるそうです。

村▷ 肥大型心筋症(hypertrophic cardiomyopathy：HCM)というのは短い期間に所見が変わることがあるので，本当に同じ患者さんかなと思うことがありますね。

田▷ はい，経験したことはありませんが，長期の経過観察中に肥大した心筋が徐々に薄くなり，拡張型心筋症(dilated cardiomyopathy：DCM)のようになる症例もあるそうです。これを拡張相肥大型心筋症(dilated phase hypertrophic cardiomyopathy：D-HCM)といいます。

村▷ そうですね。

田▷ **CASE 38**(150頁)のように高電位差でもST-T変化を伴わない場合は，左室肥大でないことが多いということでしたが，本症例のように高電位差でST-T変化を伴う場合は，左室肥大を念頭に置き，ある程度以上の年齢で冠危険因子があれば，虚血も考えるということでよろしいでしょうか？

村▷ それでよいと思います。

田 あと，ホルター下段のch.1でST-T変化を認めました。しかし，これは虚血による変化ではなく，体位による変化です。上段のch.1は12誘導のV_3に，下段のch.1はV_5に近似しています。この症例に限らず体位で電極を貼っている皮膚がずれることにより，ホルターの波形がしばしば変わります。

ギモン

■ HCMで長期の経過中に何が起こるか。

調べたこと

▶ 12名の家族性HCMで検討。高齢では左室拡大と収縮低下が多かった。また，LDH1とCK-MBは上昇することが多く，心筋障害の持続が示唆された[1]。

● 文献
1) Nagata S, et al：Thallium perfusion and cardiac enzyme abnormalities in patients with familial hypertrophic cardiomyopathy. Am Heart J. 1985；109(6)：1317-22.

本例への対応
血圧などに異常なく，経過観察中。

本例で学ぶべきこと
高電位差で胸部左側誘導にて巨大陰性T波を認めれば，APH。巨大陰性T波の深さと心尖部肥厚の度合いは相関するといわれている。

CASE 40 高血圧性心疾患

クリニカルシナリオ以外の治療によりほぼ正常化した高血圧性心疾患

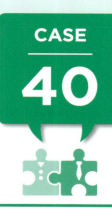

患者プロフィール

51歳, 男性

主訴	労作時呼吸苦
現病歴	検診などはまったく受けたことがなく, 約1カ月前より労作時呼吸苦があるため来院。血圧は223/156mmHg

【来院時】

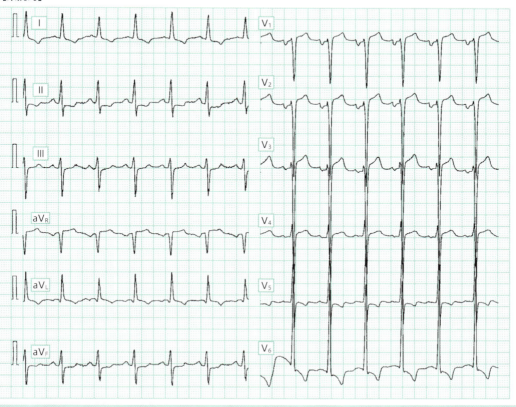

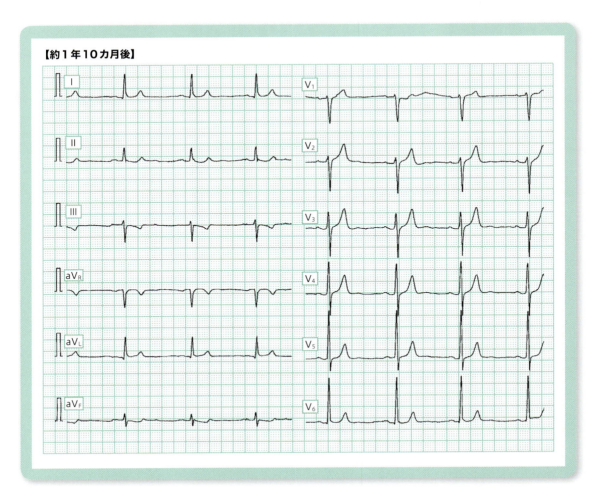

田 心電図は心拍数97/分の洞調律で，SV_1+RV_5が4.1mVの高電位差，V_1-V_4のpoor R，ST-T変化と116msecのwide QRSを認めました。胸部X線写真はCTR 70%でやや中等度の肺うっ血を認め，血液検査はクレアチニン1.63mg/dL，AST（GOT）63U/L，ALT（GPT）93U/L，NT-proBNP 8,947pg/mLでした。心エコーはびまん性の左室壁運動低下（EF 20%）と，びまん性の肥大（約16mm）を認めました。少量の利尿薬，β遮断薬，カルシウム拮抗薬とレニン－アンジオテンシン系阻害薬を開始したところ，血圧が速やかに正常化し，約5カ月後にはクレアチニン1.20mg/dL，AST 18U/L，ALT 13U/L，NT-proBNP 101pg/mLと改善しました。

さらに約1年10カ月後の心エコーでは，左室EF 65%で壁運動異常はなく，肥大も12～13mmに改善しました。心電図も心拍数53/分の洞調律で，SV_1+RV_5は3.2mVに減少し，poor RやST-T変化も消失し，QRS幅も106msecに縮小しました。

村▶ 初診時，高血圧で心拍数も上がっているから，高血圧性心不全を代償しようとしているかなり状態の悪い心電図ですよね。このまま放っておいたら不可逆的な心不全になって，致死的になっていたかもしれないですよね。

田▶ 危なかったですね。

村▶ この方の治療薬としては，カルシウム拮抗薬とレニン–アンジオテンシン系阻害薬で血管拡張をかなりきつくやったのと，β遮断薬や少量の利尿薬も使っていますね。

田▶ そうですね。通常の心不全治療と思います。

村▶ 治療後の心電図はすごくいい。きれいです。

田▶ この患者さんの診断は，高血圧性心疾患でよろしいですよね。

村▶ それでいいですね。先生，急性心不全のときに，クリニカルシナリオというのがありますよね。「血圧が140mmHg以上だったら血管拡張薬を使う，だから急性心不全のときに利尿薬を使うだけが能じゃなくて，ちゃんと血管拡張薬を使う，その通りに140mmHg以上の血圧を治療すれば，急性心不全は治る」というものです。クリニカルシナリオについて調べてもらえますか？

田▶ はい。

村▶ ではお願いします。この症例は非常に感銘を受けました。心電図で感銘を受けることは最近あまりないのですが…。何事にも驚くことがなくなったというのは，驚くべきことではないかと思うのだけど（笑）。ねえ，先生，正常化がすごいですよね。先生はクリニカルシナリオって意識していますか。

田▶ う〜ん，私は古い人間で，まだまったく意識していないです。

村▶ クリニカルシナリオって，いま心不全の本にはたいてい載っているではないですか。心不全だと昔は「必ず利尿薬」というのがあったけれども，この方はやはり血管拡張薬がメインですよね。たとえばニトログリセリン（ミオコール®）みたいな硝酸薬を使ったりして，とにかく圧負荷をとるという治療の意識を持つ。何でも100%利尿薬で攻めるのではない，急性心不全の治療にも，血圧はすごく役立つ情報なのだよ，というところを強調したいと思います。

ギモン

■ 心不全治療のクリニカルシナリオについて。

 ## 調べたこと

▶ 急性心不全のクリニカルシナリオ[1]。

クリニカルシナリオ1（CS1）

収縮期血圧が140mmHg以上で，左室充満圧上昇による急性の肺水腫であるが，全身の浮腫は軽度。左室駆出率は保持されていることが多いが拡張能が低下。治療は非侵襲的陽圧換気療法（non-invasive positive pressure ventilation：NPPV）や硝酸薬で，利尿薬はあまり使用しない。

クリニカルシナリオ2（CS2）

収縮期血圧が100〜140mmHgで，全身浮腫が優位の慢性心不全であり，肺うっ血は軽度。肝腎機能障害，貧血や低アルブミン血症などを合併する。治療はNPPV，硝酸薬と利尿薬。

クリニカルシナリオ3（CS3）

収縮期血圧が100mmHg未満で，低心拍出症候群。肺うっ血や全身浮腫が少ない終末期の心不全で，治療は容量負荷と強心薬。それでも血圧が上昇せず低循環が続くなら血管収縮薬を考慮する。

クリニカルシナリオ4（CS4）

急性冠症候群が原因の急性心不全。治療はNPPV，硝酸薬，アスピリン，ヘパリンや大動脈内バルーンパンピング（intra-aortic balloon pumping：IABP）など。

クリニカルシナリオ5（CS5）

肺高血圧または右室梗塞による右室不全が原因の急性心不全で，左心系は低灌流。治療は利尿薬や強心薬。容量負荷は避ける。血圧90mmHg以上で全身性慢性体液貯留があれば利尿薬を考慮。90mmHg以下で強心薬。収縮期血圧に改善なければ血管収縮薬を考慮。

● 文献

1) 日本循環器学会：急性心不全治療ガイドライン．2011年改訂版．

本例への対応

β遮断薬，カルシウム拮抗薬，レニン-アンジオテンシン系阻害薬と少量の利尿薬を使用。約1年10カ月後に高血圧性心疾患がほぼ正常化した。

本例で学ぶべきこと

急性心不全の治療は，かつてのように利尿薬をメインとはせず，クリニカルシナリオなどを参考にして行う。

CASE 41 Brugada型心電図

年に1〜2回のホルターで経過観察が行われていたBrugada型心電図

患者プロフィール

42歳，男性

主訴	なし
現病歴	検診で心電図異常を指摘されたため来院。動悸などを自覚したことはなく，めまいや失神歴もまったくなく，家族歴は遠い親戚まで突然死や心電図異常などまったくなし

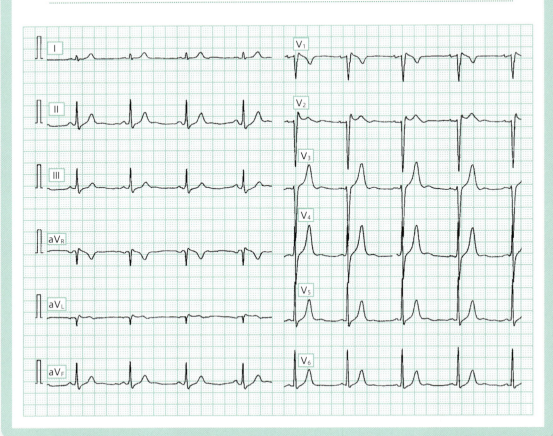

田▶ 心電図は心拍数64/分の洞調律です。右脚ブロック様波形でV₁-V₃のSTが上昇していますので，Brugada型心電図だと思います。V₁はcoved型で，V₂はsaddle back型です。その後，年に1～2回のホルターを行っていますが，心室頻拍（ventricular tachycardia：VT）などはまったく認められずに推移しています。

村▶ 先生，この方はホルターをやらなくていいのではないですか。

田▶ えっ，不要ですか？

村▶ はい。だってこの方は家族歴がなくて，失神の既往がないわけだからBrugada型心電図ではあるけど，Brugada"症候群"ではないわけですよね？　ですからホルターでフォローアップするのは気の毒だと思うのですが。ガイドラインとかBrugada型心電図の予後に関する論文がありますよね。それらを先生がご覧になって，どのようにしたらいいのか，高度の医療機関に紹介しなければいけないのか，などの対応について示してください。こういう患者さんを診る機会のある先生は多いのではないでしょうか。

田▶ わっ，わかりました。今後，もうホルターは行いません。

ギモン

■ Brugada型心電図を呈する症例への対応。

調べたこと

▶ Brugada症候群の診断に関しては，タイプ1（coved型でST上昇が2mm以上）の心電図（薬剤投与後の場合も含む）が右側胸部誘導の1つ以上に認められることに加え，①多形性心室頻拍・心室細動（ventricular fibrillation：VF）が記録されている。②45歳以下の突然死の家族歴がある。③家族に典型的タイプ1の心電図を認める者がいる。④多形性心室頻拍・VFが電気生理学的検査（electrophysiological study：EPS）によって誘発される。⑤失神や夜間の瀕死期呼吸を認める，のうち1つ以上を満たすものとしている。心電図がタイプ2（saddle back型でST上昇が1mm以上）とタイプ3（saddle back型でST上昇が1mm未満）の場合は，薬物で典型的なタイプ1になった症例のみ上記の診断基準にあてはめている。

本邦では失神などの症状や多形性心室頻拍・VFが認められた場合を有症候性Brugada症候群，特徴的な心電図で発作を起こしていない場合は無症候性Brugada症候群に分類することが多い[1]。

▶ Brugada症候群の植え込み型除細動器（implantable cardioverter defibrillator：ICD）の適応[1]。

クラスI
心停止蘇生例。自然停止する多形性心室頻拍・VFが確認されている場合。

クラスIIa
Brugada型心電図（coved型）を有する例で，以下の3項目のうち2項目以上を満たす場合。
①失神の既往。②突然死の家族歴。③EPSでVFが誘発される。

クラスIIb
Brugada型心電図（coved型）を有する例で，上記の3項目のうち1項目のみを満たす場合。

● 文献
1) 日本循環器学会：QT延長症候群とBrugada症候群の診療に関するガイドライン．2012年改訂版．

本例への対応
年に1～2回ホルターを行っていたが，以降のホルターは行わないこととした。

本例で学ぶべきこと
Brugada型心電図において，多形性心室頻拍やVFがなく，失神の既往や突然死の家族歴がない場合は，Brugada症候群ではないと判断し，ホルターなどは行わずに経過観察が可能である。

CASE 42 OMIに合併したVT

EFが著明に低下し，心不全と
VT，VFによる失神を起こしたOMI

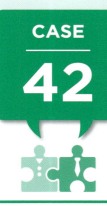

患者プロフィール

50歳，男性

主訴	失神
現病歴	3枝病変で経皮的冠動脈インターベンション（percutaneous coronary intervention：PCI）と冠動脈バイパス術（coronary artery bypass grafting：CABG）を行ったが，心不全で入院

【来院時】

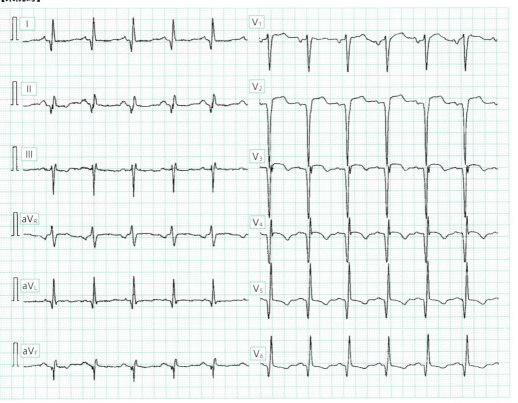

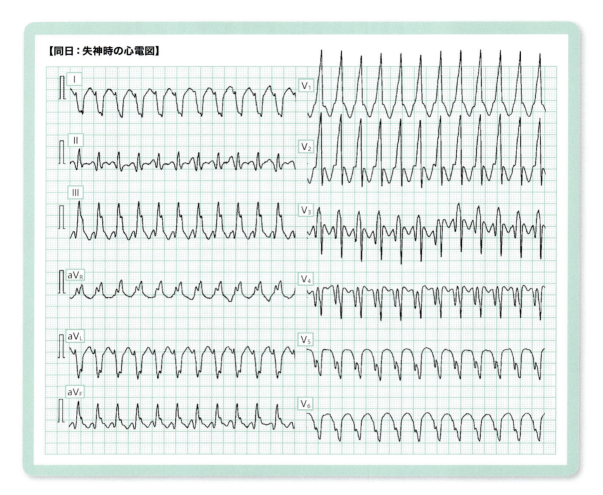

【同日：失神時の心電図】

田▶ 来院時の心電図は心拍数90/分の洞調律で，広範囲にQ波，QS波やST-T変化を認め，QRS幅は126msecと大でした。同日，失神を起こした際の心電図では，心拍数179/分の心室頻拍（ventricular tachycardia：VT）を認めました。モニタ（図1）では，心室細動（ventricular fibrillation：VF）に近い波形も認められました。心エコーは左室EF 26％で，壁運動がびまん性に高度低下し，心尖部は菲薄化して内部に28×14mm大の血栓を認めました。

村▶ 陳旧性心筋梗塞（old myocardial infarction：OMI）でVTが起こるかどうかというのは，やはり梗塞巣が大きいかどうかに影響されます。日本人でVTが心筋梗塞後に起きにくい理由は，起こしたらPCIで治療をするからです。起こした後の管理がいいので，梗塞巣が相対的に小さいのではないでしょうか。VTを起こす人の割合は欧米人と比べてそんなに多くないですよね。この方は12誘導心電図からものすごく広範囲に梗塞がありますよね。側壁，下

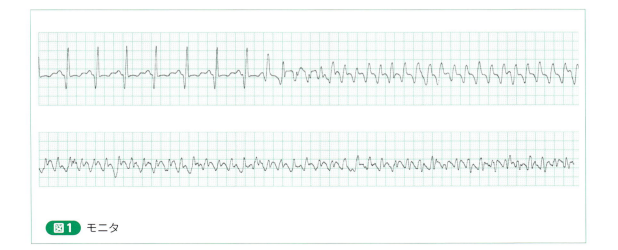

図1 モニタ

壁，前壁，中隔が少し残っているくらいか……。

田▶ 左室内血栓をワルファリン（ワーファリン）で消失させることができれば，両室ペーシング機能付き植え込み型除細動器（cardiac resynchronization therapy defibrillator：CRT-D）の適応はいかがでしょうか。

村▶ ありますね。50歳ですし，やらないといけないですね。でも，EF 26%だから予後が悪そう…。

田▶ そうですね。複数回，PCIやってからの3枝CABGです。これ以上のEF改善は厳しいかと思います。

村▶ 先生，この方のリスクファクターは何だったのですか？

田▶ 喫煙，家族歴まで全部揃っています。

村▶ そうですよね。予後が悪そうですよね。いまはVTを経験したら，植え込み型除細動器（implantable cardioverter defibrillator：ICD）を考慮するという話ですね。

田▶ はい，これに関する大規模臨床研究である，MADIT Ⅱ（multicenter automatic defibrillator implantation trial Ⅱ）の発表以来，OMI後のVTに対し，欧米では薬剤ではなく，ICDの植え込みとなっています。

ギモン

- OMIに合併するVTやVFに対し，ICDと薬剤のどちらが有効か。

調べたこと

- OMIでEF 30％以下の1,232名中，ICDを植え込んだ742名は，薬剤のみの490名と比べ，死亡率が1年後に12％低下し，2～3年後に28％低下した[1]。
- VTやVFで失神歴がある659名にICD植え込みか，またはアミオダロンでフォロー。ICD群はアミオダロン群と比べ，全死亡で20％の相対的リスク減少，不整脈死で33％の相対的リスク減少を認めたが，両者に統計的に有意差はなかった[2]。

● 文献

1) Moss AJ, et al：Prophylactic implantation of a defibrillator in patients with myocardial infarction and reduced ejection fraction. N Engl J Med. 2002 Mar；346(12)：877-83.
2) Connolly SJ, et al：Canadian implantable defibrillator study (CIDS)：a randomized trial of the implantable cardioverter defibrillator against amiodarone. Circulation. 2000；101(11)：1297-302.

本例への対応

OMIでEFが26％と低下し，心不全やVT，VFによる失神を起こしたため，左室血栓消失後にCRT-D植え込みを検討。

本例で学ぶべきこと

OMIでVTが起こるか否かは，梗塞巣の大きさが影響する。日本人のOMIに合併するVTやVFに対し，ICD植え込みが薬剤治療よりも明らかに優位か否かは不明である。

索引

欧文

A
ATP（アデホス®） 26
AV delay 55

B
β遮断薬 36, 77, 158
Bezold-Jarisch 反射 10
Brugada 型心電図 162

C
CAST 試験 77
Cornell Product 152
coved 型 163
crista terminalis（CT） 35

D
DDD ペースメーカ 54, 116, 129, 132

E
echo-free space 82

G
GIK 療法 89

H
His 束 66, 70

L
locomotive murmur 84

M
MADIT Ⅱ 167
Mobitz Ⅱ型 66
　　―Ⅱ度房室ブロック 69

MRI 50, 116

N
Na チャネル遮断薬 36
　　―による wide QRS が生じる時期 121
narrow QRS 50, 55, 59, 120

P
PET 50
poor R 145, 158
preconditioning 18
PR 間隔 70
　　―の短縮 72
P 波 86, 95

Q
QRS 脱落 68
QT 延長 75, 98

R
RACE Ⅱ試験 47
Reveal LINQ® 117
RR 間隔 7, 77, 89

S
S I Q Ⅲ T Ⅲ（McGinn-White pattern） 145
saddle back 型 163
sinoventricular rhythm 88
Sokolow-Lyon の基準 151
ST-T 変化 62, 158, 166
　　軽度― 22, 107
　　非特異的― 91
　　―の偽陽性 108
　　―を伴う高電位差 155
　　―を伴わない高電位差 150
ST 上昇 6, 11, 16, 82

ST上昇型心筋梗塞（STEMI） 6, 11, 16, 93, 126
ST低下　11, 28, 29, 92
　　心拍数上昇を伴う―― 102, 106

T
torsades de pointes（TdP） 98
T波　88, 91, 153
　　――陰転　20, 76, 82, 99, 137, 145

W
Wenckebach型　65
wide QRS　55, 78, 119, 129, 158
WPW（Wolff Parkinson White）症候群　73, 127

和文

あ
アスピリン（バイアスピリン®）　76, 160
アデノシン　26
アミオダロン　67, 168

い
Ia群　36, 99
Ic flutter　36
Ic群　35, 77, 121
イオン交換樹脂　87
イオンチャネル（レート依存性）　27
イソプロテレノール　97
胃潰瘍　11
意識障害　7

う
ウイルス血清抗体価　82
ウロキナーゼ　145
植え込み型除細動器（ICD）　79, 167
　　――のBrugada症候群での適応　164
右冠動脈閉塞　3, 7, 12
右軸偏位　141, 145, 149
右室拡大　124, 141

右室収縮能低下　124
右室心尖部　130
右室流出路低位　131
運動負荷試験　104, 108
運動負荷心筋シンチ　4
運動負荷心電図　93, 105

え
エンドセリン受容体拮抗薬　141
遠隔モニタリング　134

か
カテーテルアブレーション　36, 82
カテコラミン誘発多形性心室頻拍（CPVT）　77
下壁梗塞　8, 13
拡張型心筋症（DCM）　122, 155
拡張相肥大型心筋症（D-HCM）　155
活動電位第二相　33
冠血流障害　26
冠動脈石灰化　32
冠動脈バイパス術（CABG）　3, 62, 103, 165
完全右脚ブロック（CRBBB）　62, 78, 123
完全左脚ブロック（CLBBB）　124, 126, 130
完全房室ブロック（CAVB）　7, 13, 129
　　心室補充調律が続く―― 53
　　房室接合部補充調律が続く―― 49
　　発作性―― 57
　　――のペースメーカー植え込みの適応　51

き
急性冠症候群　160
急性心筋梗塞（AMI）　14, 19, 84, 104
　　甲状腺機能低下症における―― 112
急性心膜心筋炎　80, 92
　　特発性―― 85
虚血　7
巨大陰性T波　153
胸痛　11, 16, 20, 29, 72, 80, 104
　　小児の運動時の―― 38
　　労作時―― 18
胸部誘導　13

く
くも膜下出血　92
グルコン酸カルシウム　89

け
経口GPⅡb／Ⅲa受容体阻害薬　138
経皮的冠動脈インターベンション（PCI）　8, 13, 22, 31, 165

こ
コルヒチン　85
高カリウム血症　86
高血圧　2, 16, 61, 68, 91, 98, 124, 126, 129, 136, 147
高血圧性心疾患　157
高電位差　103, 107, 148, 150, 153, 158
高度房室ブロック　7
高尿酸血症　136
抗凝固療法　43, 139
抗血小板薬2剤　22
抗不整脈薬　36
　　——の副作用　119
甲状腺機能低下症　110

さ
Ⅲ群薬　99
3枝病変　110, 165
　　重症——　20, 103
左軸偏位　62, 124
左室内腔狭小化　141, 145
左室肥大　150, 155
　　軽度——　87, 107
　　びまん性——　148
左室左後方圧排　141, 145
左室壁在血栓　136
再灌流　8, 13

し
ジギタリス　43, 92, 108
　　——中毒　75
　　——濃度と慢性心不全の予後　79
ジピリダモール（ペルサンチン®）　77

刺激伝導系　26, 63
四肢誘導　13, 18
脂質異常症　2, 6, 16, 20, 29, 68, 91, 113, 129, 147
失神　11, 57, 61, 165
　　——の原因の分布　117
修正洞結節回復時間（CSNRT）　97
順行性アプローチ　5
徐脈　10, 77, 86, 96, 112
徐脈頻脈症候群　46
心筋虚血　59
心筋梗塞　13
心血管イベント　73
心サルコイドーシス　50
心室性期外収縮（PVC）　130
心室細動（VF）　14, 100, 163, 166
心室中隔ペーシング　130
心室中隔扁平化　141, 145
心室内伝導障害　59
心室頻拍（VT）　26, 100, 163, 165
　　多形性——　163
心尖部肥大型心筋症（APH）　153
心尖部ペーシング　130
心臓再同期療法　128
心タンポナーデ　84
心内膜下梗塞　14
心拍数トレンドグラム　39
心不全治療のクリニカルシナリオ　157
心房興奮　7, 27
心房細動（AF）　26, 42, 73, 76, 117, 121
　　非弁膜症性——　43, 138
　　——の至適心拍数　47
心房粗動（AFL）　34, 43
心房中隔欠損症（ASD）　38, 149
心房の再分極過程　92
心膜液貯留　82, 112
心膜摩擦音　84

す
ステント血栓症　22
スピロノラクトン（アルダクトンA®）　76

せ
喘息　26
前壁中隔　16, 20, 46, 127
　── の軽度壁運動低下　87

そ
早期再分極　96, 124
僧帽弁逸脱症　108
側副血行路　3

た
たこつぼ心筋症　84, 92
ダビガトラン（プラザキサ®）　44, 46
ダブルプロダクト（心拍数×収縮期血圧）　105
体外式ペーシング　7, 56
代償機転　146
大動脈内バルーンパンピング（IABP）　160
大動脈弁狭窄症　86

ち
致死性不整脈　14
超急性期T波　93
直接作用型経口抗凝固薬（DOAC）　43, 137
陳旧性心筋梗塞（OMI）　122, 137, 165

て
テントT　55, 86, 100
低カリウム血症　79, 88, 98, 108
低心拍出症候群　160
電位差上昇　112
電気生理学的検査（EPS）　66, 163

と
トレッドミル　105
時計軸回転　141, 145
動悸　24, 29, 34, 38, 106, 119
　軽度の ──　68
動脈硬化　112
洞結節　26, 55, 88, 96
洞徐脈　10, 116
洞調律　24, 45

洞停止　10, 132
洞頻拍　38
洞不全症候群（SSS）　96, 115

に
2型糖尿病　2, 61, 98, 147
ニトログリセリン（ミオコール®）　159
二次性QT延長症候群　99
二束ブロック　61
　── のペースメーカの植え込み基準　64

ね
粘液水腫　112

の
脳梗塞　47, 119

は
肺うっ血　158
肺気腫　148
肺血栓塞栓症　84, 92, 144
肺高血圧症　140
肺サルコイドーシス　49
肺性P　147
肺線維症　140
肺動脈血栓内膜摘除術　144
背側部誘導　14
反時計軸回転　142

ひ
ピルシカイニド（サンリズム®）　34, 119
非ST上昇型心筋梗塞（NSTEMI）　20
非侵襲的陽圧換気療法（NPPV）　160
非ステロイド性抗炎症薬（NSAID）　82
肥大型心筋症（HCM）　108, 155
左回旋枝　103
　── 閉塞　3
左前下行枝　3, 17
　── 狭窄　21, 31
　── 閉塞　17, 103
頻拍性不整脈　41

ふ

フレカイニド（タンボコール®）　35, 77, 121
フロセミド（ラシックス®）　76, 90
プレドニゾロン（プレドニン®）　49
プロパフェノン（プロノン®）　35, 121
不安定狭心症（UAP）　104
不完全右脚ブロック（IRBBB）　124
不整脈　26, 65, 100, 168
副腎皮質ホルモン　51
副伝導路　73

へ

ヘパリン　145
ベプリジル（ベプリコール®）　99
ベラパミル（ワソラン®）　27, 34, 46
ペーシングスパイク　129, 133
ペースメーカ　50, 62, 66
　　──リード断線　132
閉塞性黄疸　72

ほ

ホルター心電図　58, 62, 69, 107, 116, 154
　　マラソン中の──　39
　　ワソラン®使用後の──　46
ボセンタン（トラクリア®）　141
ポリスチレン（アーガメイト®ゼリー）　87
補充調律　9, 57
　　心室──　53, 59, 62, 78
　　房室接合部──　49, 58
放散痛　104
房室結節　7, 26, 58, 66, 73
房室伝導比　36
房室ブロック（AVB）　51
　　Ⅱ度──　65
　　間欠性──　68
　　高度──　7, 61
発作性上室頻拍（PSVT）　24, 29
発作性心房細動（PAF）　6, 35, 45, 120, 132

ま

マスタ2階段試験（ダブルマスタ）　102
慢性完全閉塞（CTO）　4
慢性収縮性心膜炎　82
慢性心不全　79, 160
慢性腎不全　86
慢性閉塞性肺疾患　148

め

めまい　34, 45, 53, 115
　　軽度──　65
迷走神経　70
　　──亢進　7

や

薬剤溶出性ステント　7, 18, 22

り

リドカイン　15
リバーロキサバン　138
利尿薬　141, 158
立位心　148
硫酸アトロピン　8
両下肢浮腫　140, 144
両室ペーシング機能付き植え込み型除細動器
　　（CRT-D）　167

る

ループレコーダ　117

れ

レートコントロール　36, 43, 46
　　心房細動[AF]の──　77
レニン-アンジオテンシン系阻害薬　152, 158
レボチロキシン（チラーヂン®）　112

わ

ワルファリン（ワーファリン）　43, 100, 137, 145, 167

著者

田宮栄治(たみや えいじ)
社会医療法人社団順江会江東病院 副院長, 循環器内科部長

村川裕二(むらかわ ゆうじ)
帝京大学医学部附属溝口病院 第4内科・中央検査部教授

深読みしない
Dr.田宮＆Dr.村川の心電図ディスカッション

定価（本体4,500円＋税）

2017年2月13日　　第1版

著　者	田宮栄治, 村川裕二
発行者	梅澤俊彦
発行所	日本医事新報社　www.jmedj.co.jp
	〒101-8718 東京都千代田区神田駿河台2-9
	電話　03-3292-1555（販売）・1557（編集）
	振替口座　00100-3-25171
印　刷	ラン印刷社
カバーデザイン	大矢高子

©Eiji Tamiya 2017 Printed in Japan
ISBN978-4-7849-4285-5　C3047　¥4500E

・本書の複製権・翻訳権・上映権・譲渡権・公衆送信権（送信可能化権を含む）は（株）日本医事新報社が保有します。
・**JCOPY** ＜（社）出版者著作権管理機構 委託出版物＞
本書の無断複写は著作権法上での例外を除き禁じられています。複写される場合は, そのつど事前に,（社）出版者著作権管理機構（電話 03-3513-6969, FAX 03-3513-6979, e-mail:info@jcopy.or.jp）の許諾を得てください。